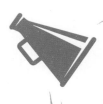

国家级营养师说

长高关键点

陈治锟 李珈贤 / 主 编

U0376179

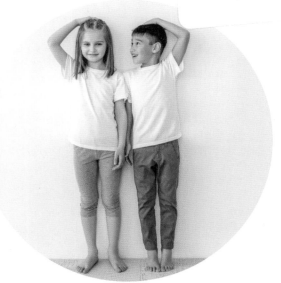

吉林科学技术出版社

图书在版编目（CIP）数据

国家级营养师说长高关键点 / 陈治锟, 李珈贤主编 . -- 长春：
吉林科学技术出版社, 2022.12
ISBN 978-7-5578-9121-3

Ⅰ . ①国… Ⅱ . ①陈… ②李… Ⅲ . ①身高－生长发育
Ⅳ . ①R339.31

中国版本图书馆CIP数据核字(2021)第269156号

国家级营养师说长高关键点
GUOJIAJI YINGYANGSHI SHUO ZHANGGAO GUANJIANDIAN

主　　编	陈治锟　李珈贤
编　　委	邓红燕　　胡珂宁　　季美旭　　贾海燕　　李柏瑢　　刘晓群
	刘肖斌　　吕林桦　　廉海成　　潘奕辰　　宋兵兵　　王不凡
	王　威　　王昭彦　　魏妮莎　　吴彩霞　　邢云卿　　杨　可
	杨小林　　余　琪　　张宏宇　　张玲玲　　张美丽　　张洺嘉
出 版 人	宛　霞
策划编辑	穆思蒙　张　超
责任编辑	王聪会
封面设计	深圳市弘艺文化运营有限公司
制　　版	深圳市弘艺文化运营有限公司
幅面尺寸	170 mm × 240 mm
字　　数	210 千字
印　　张	13
印　　数	1—5 000 册
版　　次	2022年12月第1版
印　　次	2022年12月第1次印刷

出　　版	吉林科学技术出版社
发　　行	吉林科学技术出版社
地　　址	长春市福祉大路5788号出版大厦A座
邮　　编	130118
发行部电话/传真	0431-81629529　81629530　81629531
	81629532　81629533　81629534
储运部电话	0431-86059116
编辑部电话	0431-81629517
印　　刷	长春百花彩印有限公司

书　　号	ISBN 978-7-5578-9121-3
定　　价	49.90元

如有印装质量问题　可寄出版社调换

PREFACE 序言

　　很多父母希望自己的孩子长得高一些，因为在现实生活中，无论是成年人还是处在发育中的青少年，都可能会因为身高而受到某些方面的限制，拥有"身高优势"的人更容易脱颖而出，身高略逊色的，可能需要更多的努力，才能获得同样的待遇。

　　研究表明，身材矮小的儿童更容易产生焦虑、退缩、自卑、自暴自弃等负面情绪，严重的可能引发各种反社会行为。其实，通过运动、饮食干预等是可以促进身高增长的，而因个子小、成熟慢而造成的巨大精神负担，则需要父母帮助他（他）们来消除，保持健康的心理状态才能使儿童发育得更好。

　　儿童的身高与很多因素有关。父母的遗传是决定儿童身高的主要因素，这是先天因素，是无法改变的，而后天的营养摄入、内分泌、运动、睡眠、疾病等因素也会影响儿童的身高。为了激发儿童生长发育的潜力，父母要重视后天的培养，把握长高的关键因素，均衡营养、科学运动、保持健康心理、规律作息、预防疾病多管齐下，助力儿童长高。

　　本书详解三大黄金成长期的长高密码，包括多种有助于儿童长高的营养知识、各类长高宜吃的食材，以及各种功能性食谱，助力儿童健康成长。

　　愿所有的儿童都能达到自己满意的身高。

CONTENTS 目录

PART I
合理喂养，帮儿童逆转身高

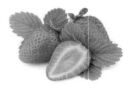

PART 2
掌握三大黄金成长期的长高密码

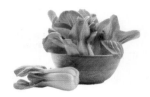

PART 3
儿童长高宜吃的食材

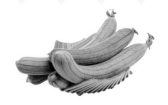

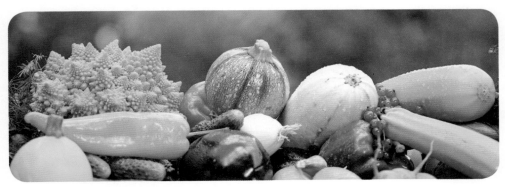

PART 4
有助儿童长高的功能性食谱

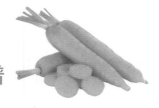

PART 5
影响儿童长高的疾病有哪些

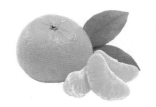

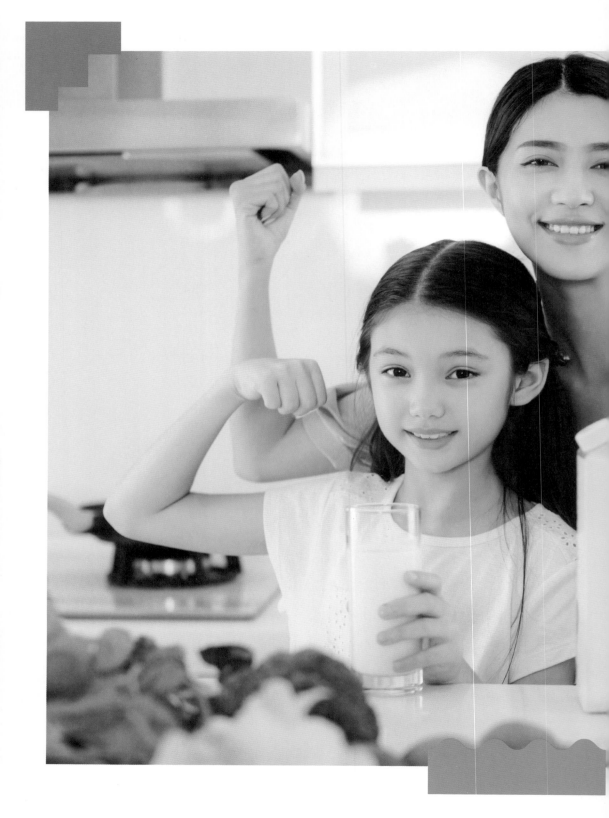

PART

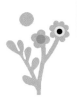

1

合理喂养，帮儿童逆转身高

日常生活中，很多因素会影响到儿童的身高，比如遗传因素、营养因素、运动因素、睡眠因素、疾病因素还有精神因素等，其中营养因素对儿童的身高起着至关重要的作用。儿童期是长高的关键时期，家长如果想让自己的孩子长得高一点儿，就需要掌握帮助长高的方法，帮助孩子合理补充饮食营养。

影响身高 的先天因素与后天因素

身高是衡量儿童、青少年身体健康的重要指标之一。孩子身高偏矮、不达标，可能对孩子心理健康造成很大的影响，甚至影响孩子的人生质量。一个人的身高受到遗传、内分泌激素、营养、运动、睡眠、心理、性发育状况等多种因素的影响。一般来说，0~12岁是孩子身高干预的最佳时期，在这个阶段对孩子身高进行合理干预的话，能帮助孩子在遗传身高的基础上再多长5~10厘米，也就是说，一个男孩遗传身高在170厘米，从他出生就开始科学干预，那么长到180厘米也是有可能的。

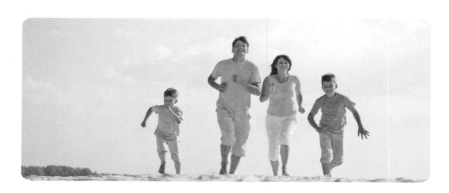

身高与基因的关系

在营养状况正常的前提下，父母的基因是决定孩子身高的重要因素。假如父母双方个子都不理想，那就要靠对孩子后天因素的干预了。

影响身高的因素

★ 营养因素

食物的供给不均衡、偏食，往往会影响孩子的身高。当家长发现自己的孩子较同龄儿童身高偏低时，首先应考虑到营养因素。影响身高的营养因素有许多，其中很重要的宏量营养素就是蛋白质，而重要的微量营养素包括钙、维生素D、维生素A等。要想保证孩子摄取充足的营养，每天应保证1～2袋牛奶、1个鸡蛋，另外，蔬菜、水果的摄入一定不能少，要保证营养均衡。

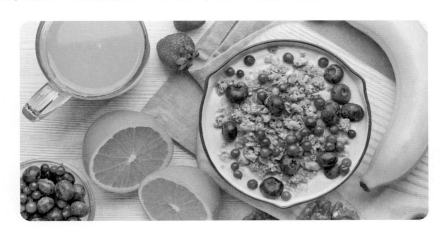

◆ **内分泌因素**

生长激素、性激素、甲状腺激素分泌不足也是影响儿童身高的重要原因。生长激素在人体生长发育中起着关键性作用，其分泌不足是身高不长的主要原因，建议带孩子去医院检测一下生长激素值是否正常。性激素过早分泌也会影响最终身高。甲状腺激素分泌不足，不仅会导致儿童身材矮小，同时还会影响智力发育。

◆ **运动**

适当运动对身高增长有帮助。运动多的儿童，生长激素分泌量会相对更高，而运动是增加生长激素分泌的有效途径。运动会促进长骨骨骺端的软骨细胞增殖分化，促使人长高。跳高、跳绳、游泳、打球、踢毽子、踢足球、打篮球等运动都有助于身高增长，家长应该抓住机会让孩子多运动。

◆ **睡眠**

充足的睡眠可以促进孩子长高，所以家长应避免破坏孩子生理性睡眠时间。因为，生长激素的分泌方式为脉冲式，昼夜波动大。白天脉冲频率很低，在夜间深度睡眠时高。第一高峰出现于晚上 9 点至次日凌晨 1 点，第二高峰出现于早上 5 点至 7 点，这两段时期脑垂体分泌的生长激素量最高，生长激素要在熟睡时才分泌最多，所以不要让孩子睡得太晚或起得太早，避免错过分泌生长激素高峰时间，影响长高。

◆ 疾病

各种引起生理功能紊乱的急慢性疾病对儿童的生长发育都能产生直接影响。如反复的呼吸道感染、腹泻、肝肾疾病、心脏病、贫血、染色体疾病、遗传代谢性疾病、骨和软骨发育障碍等疾病，都会导致患儿身高明显低于同龄儿。

◆ 精神因素

压力、消极情绪等因素也会影响孩子的生长发育。临床上就有一种矮小病症叫精神剥夺性矮小，又叫"心因性矮小"。家长应该给儿童营造一个轻松、愉快的家庭氛围，健康、和谐的家庭环境有助于孩子长得更高。

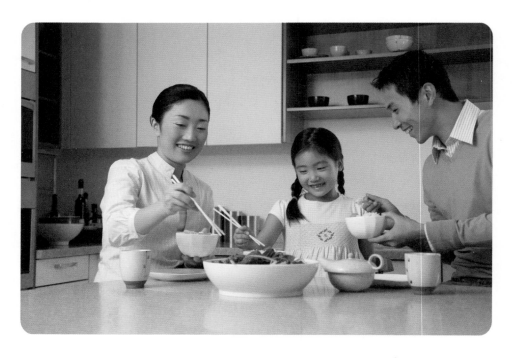

孩子 长高 的关键期

按照生长规律，孩子的身高增长包括三个黄金期，分别是婴幼儿期、儿童期和青春期。把握这三个发育关键时期，让助力儿童长高的方法变得更加有效。

婴幼儿期——快速长高期

婴幼儿期是一个从出生状态逐渐趋向遵循其遗传规律的过程，是儿童长高的第一个关键期。在这一时期，父母可以从饮食和睡眠两个方面入手，助力孩子长高。饮食方面，建议家长从孩子出生 6 个月后开始添加辅食，帮助孩子从流质饮食向半固体、固体饮食过渡。孩子的日常饮食要多样化，家长要保证孩子营养均衡，减少偏食、挑食的可能性；睡眠方面，家长应为孩子营造安静、舒适的睡眠环境。家长要根据孩子的生长发育状况，逐渐减少夜间哺乳次数，尽量在 10 月龄前停止夜奶。保证孩子在 22 点至次日凌晨 2 点处于深度睡眠状态。

儿童期——平稳长高期

儿童期孩子的身高增长依然较快，只是增加幅度较婴幼儿期有所放缓。这一阶段，父母应格外关注孩子每年的身高增长状况，多让孩子进行户外活动，促进新陈代谢，同时还要注意预防孩子性早熟。

青春期——生长高峰期

青春期是孩子长高的最后一个高峰期。大部分男孩身高增长较快的年龄为 13 ~ 15 岁，女孩为 11 ~ 13 岁。为了让孩子长得更高，家长应尤其注意孩子的身高变化、饮食营养、运动频率和心理健康等问题。青春期的孩子面对成长的压力，容易走进不利于身心发展的误区，导致心理问题和行为问题高发，所以需要父母给予重视并尽快有效地解决。这里需要提醒父母的一点是，升学也是使青春期孩子产生巨大压力的原因之一。此时家长要多理解孩子，多与他沟通和交流，不要让压力成为孩子长高的绊脚石。

骨骼生长是 长高 关键点

摩天大楼之所以高，主要是靠其钢筋水泥的框架结构。同样，一个人的个子高不高，主要取决于他支撑躯体的骨骼。

骨骼：身体的支架

从人体形态学的角度来说，人是依靠骨骼，尤其是长骨（手臂、大腿、小腿等四肢均属于长骨）的生长来长高的，也就是说，长骨的长度越长，身高越高。长骨由骨干和骨骺构成。骨干和骨骺之间是干骺端，干骺端的软骨形成骨的雏形，然后骨化、变硬，使长骨长长，人也随之长高。人体的骨骼生长自胎儿期就已经开始了，婴幼儿期长骨生长较为明显，到了青春期，长骨的生长速度会减慢，至成年骨骺完全闭合，骨骼不能再纵向生长，身高也随之停止增长。一般女孩的骨骺在 18 ~ 20 岁完全闭合，男孩的骨骺在 20 ~ 22 岁完全闭合，极少数能延迟到25 岁左右。所以，长骨骺软骨的生长是人体长高的基础。

骨龄能预测身高

人的生长发育可用两个"年龄"来表示，即生活年龄（日历年龄）和生物年龄（骨龄）。其中，骨龄是骨骼年龄的简称，是用小儿骨骼实际发育程度与标准发育程度进行比较，得到的一个发育年龄。医生通常要拍摄人左手手腕部的 X 射线或（和）股骨远端骨骺及胫腓骨近端骨骺骨化中心的发育程度来确定骨龄。由于人体骨骼发育的变化基本相似，每一根骨头的发育过程都具有阶段性，不同阶段的骨头具有不同的形态特点，因此，骨龄能较为精确地反映人体生长过程中各年龄段的发育水平。骨龄在很大程度上代表了人身体的真正发育水平，用骨龄判定儿童的生长发育情况比实际年龄更为确切。骨龄可以预测儿童成年后的身高，给一些身材矮小的儿童进行干预性治疗提供可行性目标，为方案选择提供依据。

长高 的神秘激素，缺一不可

大脑垂体中，深藏着一种可以影响人体长高的因素——激素。具体来说，与人体生长发育有关的激素主要有以下三种。

生长激素

生长激素是腺垂体细胞分泌的蛋白质，是一种肽类激素，主要受下丘脑产生的生长激素释放激素（GHRH）和生长激素释放抑制激素（GHRIH）调节，还受性别、年龄和昼夜节律的影响，睡眠状态下分泌明显增加。通常情况下，生长激素在入睡后的 45 ～ 90 分钟分泌达到最高峰，分泌量是全天总量的一半以上。如睡眠时间变化，生长激素峰值的出现时间也相应变化。

生长激素是促进骨骼和器官生长的主要激素，是刺激生长因子的动力。生长激素分泌得越多、分泌持续的时间越长，儿童就长得越快、越高。

★ 促进生长，调节骨代谢

刺激骨骺端软骨细胞分化、增殖，从而促进骨骼生长；

可直接刺激成骨细胞代谢，并对维持骨矿物质含量、骨密度起重要作用；

协同性激素及促钙化激素共同干预骨骼的重塑。

★ 调节物质代谢

促进蛋白质合成，调节脂代谢；

可降低细胞对胰岛素的敏感性，减少外周组织对葡萄糖的利用，使血糖升高；

调节水、矿物质代谢等。

★ **其他作用**

增加机体免疫力，刺激免疫球蛋白合成，促进巨噬细胞和淋巴细胞增殖；

加速伤口愈合，刺激烧伤创面及手术切口纤维细胞合成胶原；

促进心肌蛋白合成，增加心肌收缩力，降低心肌耗氧量；

抗衰老，促进脑功能；

促进精子形成、排卵等。

由此可知，生长激素在儿童长高的过程中有着不可替代的作用，不过，这种激素只在儿童期和青春期分泌较多，青春期以后，会随着年龄的增长，生长激素分泌日益减少。

甲状腺激素

甲状腺激素是由甲状腺分泌的激素。甲状腺是人体颈前部的腺体，受脑垂体分泌的促甲状腺激素（TSH）控制，而 TSH 的分泌又受下丘脑分泌的促甲状腺激素释放激素（TRH）的调节。应激状态、环境温度改变和某些疾病都通过 TRH 影响甲状腺功能。如果儿童的甲状腺激素分泌太少，会导致发育缓慢、长骨生长迟缓，骨骺不能及时闭合，以致身材矮小、脑部发育出现障碍。不过，甲状腺激素也并非越多越好，如果儿童甲状腺激素分泌过多，可能会出现情绪亢奋，严重者甚至出现甲亢。

胰岛素

胰岛素是由胰脏内的胰岛 β 细胞受内源性或外源性物质的刺激而分泌的一种蛋白质激素，主要作用是调节人体内碳水化合物、脂肪、蛋白质等的代谢。在儿童生长的旺盛期，胰岛素具有促进生长激素分泌、促进蛋白质的合成等作用。如果胰岛素分泌不足或受体异常，会引起儿童体内糖代谢异常，进而导致儿童生长速度变缓、身材矮小等问题。

良好的营养是 长高 之"源"

对儿童来说，吃增高药可能会伤害他们的身体，甚至阻碍生长发育。药补不如食补，食补是更为自然、健康的方法，吃对食物才是长高之"源"。饮食是促进人体生长发育的重要原因之一，能为身体提供生长所需的营养。坚持科学、合理的饮食方式，能让儿童在一日三餐中逐渐长高。

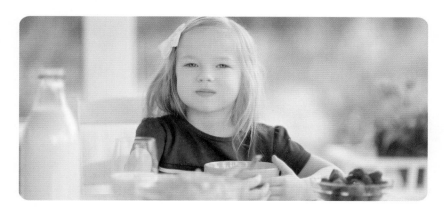

仅靠激素还不够，营养摄入应充足

只有摄取种类丰富的食物，保证各种营养素的摄入量和膳食均衡，才能为儿童的生长发育打下坚实的营养基础，同时还能促进生长发育，提高免疫力。谷类、肉类、蛋类、蔬果类及奶类，它们既能为儿童的成长提供碳水化合物、脂肪、蛋白质、维生素、矿物质等营养素，又能平衡膳食。

○ 培养良好的饮食习惯

家长应引导孩子从小养成良好的饮食习惯，如定时、定量进餐；用餐时保持愉快的心情；细嚼慢咽；不挑食、不偏食等，保证孩子在一日三餐中摄取充足的营养，从而促进身体的生长发育。

○ 促进发育的"明星"食材

平时在保证膳食均衡的基础上，家长可以重点给孩子吃些"明星"食材，以便使孩子得到更好的发育。

促进发育的"明星"食材					
蛋白质	维生素 A	维生素 C	维生素 D	钙	锌
猪 肉	胡萝卜	猕猴桃	蛋 黄	芝麻	牡蛎
鸡 蛋	菠 菜	橙 子	牛 奶	虾皮	瘦肉
牛 奶	鱼肝油	柠 檬	鱼肝油	奶酪	花 生
黄 豆	南 瓜	番 茄	海 鱼	荠菜	猪 肝

忌盲目进食保健品

有不少家长在孩子身高不理想时，会首先考虑使用增高保健品，甚至强迫孩子食用，盲目进补，这是非常不科学、不理智的做法。首先，长期食用保健品会造成体内基本营养素缺乏，阻碍儿童的正常生长发育；其次，某些保健品中含有激素类成分，长期食用会导致儿童肥胖、性早熟，还可能诱发高血压等疾病。长此以往，可能使儿童身高发育的时长缩短，对儿童的健康极为不利。

针对保健品，家长可参考以下四个原则：

一、服用有科学实证的保健品。

二、征求专业营养师的意见。

三、两种以上的保健品服用时间须错开。

四、避免过量服用。

补钙并非多多益善

我们都知道钙对儿童的生长发育必不可少，不少家长十分重视给孩子补钙，但是，补钙并非多多益善，过度补钙可能会对儿童造成以下危害。

过度补钙的危害
产生厌食、恶心、便秘、消化不良等症状，还会影响肠道对营养物质的吸收
高钙尿症，患儿早期有轻微的腰痛症状，出现血尿、尿道结石
使血压偏低，如果钙沉积在心脏瓣膜上会影响心脏功能，增加日后患心脏病的风险
在眼内房水中钙浓度过高，可沉淀为晶体蛋白，增加患白内障的风险；若钙在眼角膜周边沉积，则会影响视力
高钙摄入还会影响铁、锌、镁等元素的吸收，对贫血及缺锌的儿童影响更大
骨骼过早钙化，骨骺提前闭合，使长骨发育受到影响，身高受到抑制
血钙过高使软骨过早钙化，前囟门过早闭合，形成小头畸形，制约大脑发育空间

因此，家长在为孩子补钙时，一定要注意剂量。年龄不同，每日所需的钙量也不同。

0 ~ 18 岁人群钙的推荐摄入量	
年龄	每日用量（mg）
0 岁~	200
0.5 岁~	250
1 岁~	600
4 岁~	800
7 岁~	1000
11 岁~	1200
14 岁~	1000
18 岁	800

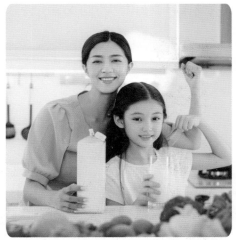

数据来源：中国居民膳食指南（2022）

儿童 长高 必需的营养素

增高助长，离不开营养的供给。蛋白质、维生素 A、维生素 C、维生素 D、钙和锌是对人体生长发育极为重要的六大营养素，家长要重点为孩子提供富含这些营养素的膳食。

蛋白质是骨骼生长的前提

蛋白质是人体的重要成分，人体的肌肉、骨骼、大脑、血液、内脏、神经、毛发等都是由蛋白质组成的。在促进生长发育方面，对儿童生长发育起重要作用的各种激素的主要成分就是蛋白质及其衍生物，而且参与骨细胞分化、骨形成、骨的重建和更新等过程的骨矿化结合素、骨钙素、人骨特异生长因子等的主要成分也是蛋白质及其衍生物。此外，蛋白质还是维持人体正常免疫功能、神经系统功能所必需的营养素。对儿童来说，动物性蛋白质和大豆类蛋白质的量要占蛋白质总摄入量的 1/2，可从鲜奶、鸡蛋、畜肉、禽肉、鱼肉、大豆制品等食物中摄取，其余所需的 1/2 蛋白质可由谷类、薯类或蔬菜类食物中摄取。

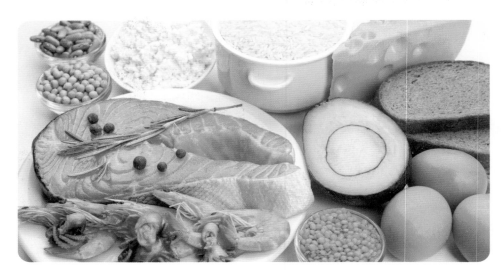

维生素 A 是牙齿、骨骼发育的首选营养素

维生素A通过调节细胞的 RNA、 DNA 的合成及生长激素的分泌，影响骨细胞的分裂，促进骨生长，维持骨骼发育，是促进牙齿、骨骼发育的营养素。其在人体内的含量过多或过少都不利于儿童的生长发育。如果儿童体内缺乏维生素 A，会减缓骨骺软骨细胞的成熟速度，导致生长迟缓。

维生素 A 可通过动物肝脏、蛋黄、深色蔬菜等食物获取。

0 ～ 18 岁人群维生素 A 的推荐摄入量			
年龄	每日用量（μg RAE）	年龄	每日用量（μg RAE）
0 岁~	300	7 岁~	500
0.5 岁~	350	11 岁~	630（女）；670（男）
1 岁~	310	14 岁~	630（女）；820（男）
4 岁~	360	18 岁	700（女）；800（男）

数据来源：中国居民膳食指南（2022）

维生素 C 是组成骨骼、软骨的要素

维生素C属于水溶性维生素之一，主要食物来源是新鲜的蔬菜与水果。柚子、柑橘、橙子、猕猴桃、草莓等水果含有丰富的维生素 C，辣椒、番茄、菜花、菠菜、油菜、藕等蔬菜中的含量也不少。维生素C对胶原蛋白的形成非常重要，能促进骨骼、软骨和结缔组织生长。如果儿童的体内缺乏维生素C，骨细胞间质就会有缺陷而变脆，进而影响骨骼的生长，导致生长发育变缓等。长期、过量服用维生素C会引起血尿酸和血草酸浓度增高，诱发痛风、结石病变；还会引起胃肠功能紊乱，引起腹部不适、腹胀及腹泻等不良反应。因此，不能摄入过量的维生素C。

维生素 D 是健骨骼、长高个的营养素

与维生素 C 不同，维生素 D 属于脂溶性维生素，它是人体必需的营养素之一，也是与身高密切相关的营养素，其在人体骨骼生长中的主要作用是调节钙、磷的代谢并参与骨细胞的分化与增殖。

如果儿童的体内缺乏维生素 D，就会减少骨骺对钙、磷的吸收，导致儿童容易患上佝偻病或软骨症等疾病，还会导致免疫力下降。家长给儿童补充维生素 D，也可以多让他去户外晒晒太阳。

维生素 D 主要由人体皮肤经紫外线的照射产生，也可经由食物摄入，但大多数食物不含有维生素 D，少数食物含有微量的维生素 D，其中脂肪含量高的海鱼、动物肝脏、蛋黄、奶油中含有的维生素 D 相对丰富。

钙能强壮骨骼、增加骨密度

钙是人体内含量较高的营养素，足月新生儿体内的钙约占体重的 1%，而成年人体内的钙占体重的 1.5% ～ 2.2%，其中，99% 的钙在骨骼和牙齿中。可以说，

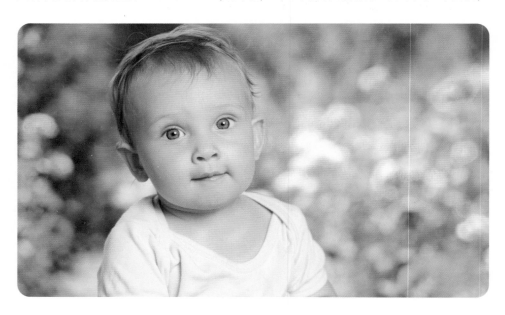

钙是强壮骨骼、增加骨密度的"养料"，儿童能否长高与钙的吸收情况有着直接的关系。如果钙摄入不足，骨骼的生长发育就会变缓，甚至出现佝偻病、"X"形腿或"O"形腿、肋骨串珠等。在日常膳食中，乳类含钙量高，易吸收，是儿童膳食中钙的良好来源。儿童可食用带皮的小虾、带骨的小鱼，及一些坚果，以增加钙的摄入量。豆类、绿色叶蔬菜也是钙的良好来源。

锌能促进生长发育

锌是促进生长发育的关键营养素之一，对骨骼生长有着重要的作用。锌是人体中众多酶不可缺少的营养素，而有些酶与骨骼生长发育有密切的关系；锌缺乏会影响生长激素、肾上腺激素，以及胰岛素的合成、分泌及活力；锌会影响蛋白质的合成，这关系到儿童的智力和生长发育；锌还会影响人体的免疫功能。

0 ~ 18 岁人群锌的推荐摄入量			
年龄	每日用量（mg）	年龄	每日用量（mg）
0 岁~	2.0	7 岁~	7.0
0.5 岁~	3.5	11 岁~	10（男）9.0（女）
1 岁~	4.0	14 岁~	11.5（男）8.5（女）
4 岁~	5.5	18 岁	12.5（男）7.5（女）

数据来源：中国居民膳食指南（2022）

人体可通过摄取食物来满足组织细胞对锌的生理需要。膳食中的锌来自食物，所有食物均含有锌，但不同食物中的锌含量和利用率差别很大，动物性食物的锌含量和利用率均高于植物性食物。锌最好的食物来源是贝类，如牡蛎、扇贝等，利用率也较高；其次是动物的内脏（尤其是肝脏）、蘑菇、坚果类和豆类；肉类（最好是红肉）和蛋类中也含有一定量的锌，牛肉、羊肉的锌含量高于猪肉、鸡肉、鸭肉。

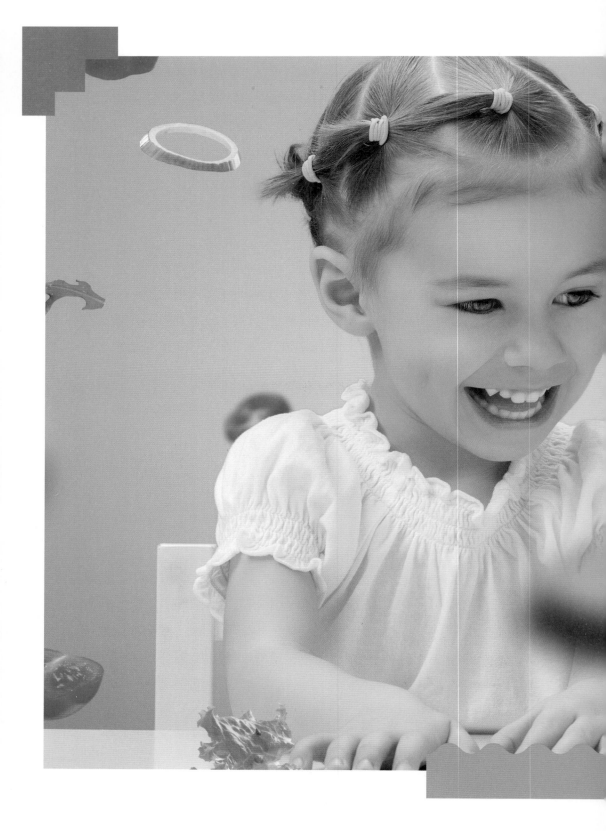

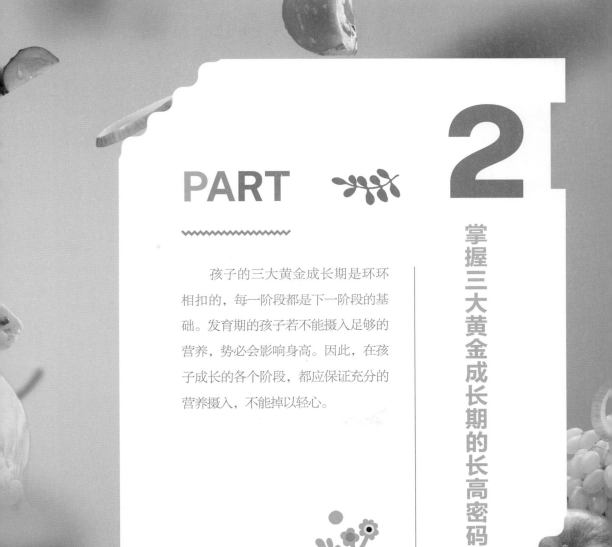

PART 2

掌握三大黄金成长期的长高密码

孩子的三大黄金成长期是环环相扣的，每一阶段都是下一阶段的基础。发育期的孩子若不能摄入足够的营养，势必会影响身高。因此，在孩子成长的各个阶段，都应保证充分的营养摄入，不能掉以轻心。

0～3岁，合理饮食很重要

正确监测孩子身高，了解孩子的生长状况

父母需要掌握科学评估孩子身高的方法，时刻观察孩子的生长状况，以便及时应对。

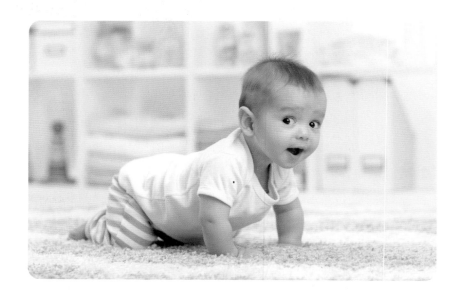

○ 身高测量方法

孩子身高的测量方法因年龄的不同而有所差异，具体方法的选择可以将3岁作为分界线。3岁以内采取仰卧法测量身长，3岁以上则采取立式法测量身高。

仰卧法测量身长：

准备一块长约120厘米的硬纸板，将其铺在木板床上或靠近墙边的地板上，脱掉儿童鞋袜、帽子、外衣裤和尿布，让他仰卧在硬纸板上，四肢并拢并伸直，使儿童的两耳位于同一水平线上，身体与两耳水平线垂直；固定儿童头部并与地

板（床板）垂直，并画线标记头部位置；用一只手握住儿童两膝，使两下肢互相接触并贴紧硬纸板，再固定儿童的足掌，使之垂直于地板（床板），并画线标记；用皮尺量取两条线之间的距离，即为身高。

立式法测量身高：

先脱去儿童的鞋袜、帽子和外套，让他靠墙站立，取立正姿势，双手自然下垂贴于大腿外侧，脚跟靠拢，脚尖向外略分开，脚跟、臀部、两肩胛角均同时靠着墙面，头部保持正直；父母手持硬纸板，让板底与头顶部正中线的最高点接触，并画线标记；用尺量出地面到标记线的垂直距离，即为儿童身高。

○ **靶身高的计算**

靶身高也叫作遗传身高，可根据父母的身高来推测孩子的成年身高。其计算公式如下：

男孩靶身高（厘米）=（父亲身高 + 母亲身高 +14）÷2

女孩靶身高（厘米）=（父亲身高 + 母亲身高 −14）÷2

靶身高反映了遗传对儿童身高的影响，根据以上方式计算出的身高对大部分儿童有效。如果儿童现在的身高和成年后的身高在靶身高计算范围内，就是正常的；反之，则应寻找原因并适度进行干预。

○ **儿童身高增长的规律**

身高增长是持续的、动态的，虽然儿童长得有高有矮、有快有慢，但多数在生长过程中还是有规律可循的，所以，家长不能只关注某次的身高测量值，还要看儿童是否按照一定的速度增长。例如，尽管儿童的身高还在正常范围内，但近一年的增长速度已经明显下降，也提示儿童成长速度放缓。

儿童身高增长的一般规律	
年龄	**身高增长速度**
婴儿期（0 ~ 1 岁）	平均生长 25 厘米，1 岁平均身长 75 厘米
幼儿期（1 ~ 3 岁）	1 ~ 2 岁平均增长 10 ~ 12 厘米，2 ~ 3 岁平均增长 7 ~ 8 厘米
学龄前 ~ 青春期前 （女 3 ~ 10 岁、男 3 ~ 12 岁）	每年增长 5 ~ 8 厘米
青春期 （女 10 ~ 13 岁、男 12 ~ 15 岁）	身高猛长持续约 3 年，女孩每年增长 8 ~ 9 厘米，整个青春期增长 25 厘米；男孩每年 9 ~ 10 厘米，整个青春期增长 28 厘米
青春后期 （女 13 ~ 16 岁、男 15 ~ 18 岁）	身高增长缓慢，每年 2 ~ 3 厘米
青春期后 ~ 成年期	女 16 岁、男 18 岁身高停止生长，达到最终身高 女性成年正常身高大于 150 厘米，平均 160 厘米；男性成年正常身高大于 160 厘米，平均 172 厘米

　　生长速度是否正常是根据年身高增长速度来看的：如果 0 ~ 3 岁的儿童低于上述正常速度的 70%，3 岁以后至青春期前，每年身高的增长速度低于 5 厘米，都属于"缓慢一族"，一定要尽快去医院就诊。一般来说，男孩在 18 岁后、女孩在 16 岁左右就不再长高了，不过，关键还要看骨骼发育情况和骨骺线是否闭合。

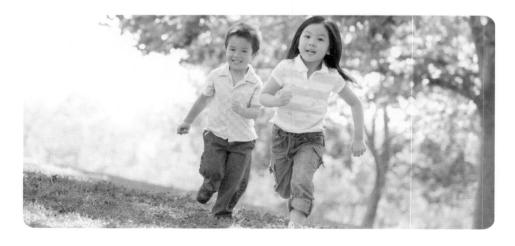

"母乳+奶粉"如何搭配最合理

母乳中含有婴儿生长发育所需要的各种营养物质，如蛋白质、脂肪、碳水化合物、维生素、矿物质等。

母乳的营养价值非常高，因此，我们建议妈妈尽量采用母乳喂养孩子，这对孩子是大有益处的。

① 保证完全代谢

母乳蛋白质中，乳蛋白和酪蛋白的比例合适，能保证氨基酸完全代谢，不至于积累过多的苯丙氨酸和酪氨酸。

② 促进智力发育

母乳中，半胱氨酸和氨基牛磺酸的成分都较高，有利于新生儿大脑发育，能促进智力发育。

③ 有利钙质吸收

母乳中钙磷比例适宜，碳水化合物以乳糖为主，有利于钙质吸收，不易引起坏死性小肠结肠炎。

④ 增强抗病能力

初乳和过渡乳中含有丰富的免疫球蛋白A（IgA），能增强新生儿呼吸道的抵抗力。母乳中溶菌素高，巨噬细胞多，可以直接灭菌。乳糖有助于乳酸杆菌、双歧杆菌生长，乳铁蛋白含量也多，能够有效地抑制大肠杆菌的生长和活性，保护肠黏膜，使黏膜免受细菌侵犯，增强胃肠道的免疫力。

⑤ 促进免疫功能

母乳中的催乳素可促进新生儿免疫功能的成熟。

⑥增强母婴感情

在喂养孩子的过程中，妈妈对孩子的抚摸、拥抱、对视、逗引，以及孩子与妈妈胸部、手臂等身体部位的接触，都可以促进母子感情日益加深，使孩子获得满足感和安全感。孩子心情舒畅是孩子心理正常发育的重要因素，可以更好地促进孩子大脑与智力的发育。

如果母乳不足，可以适当添加配方奶粉，维持孩子的正常生长发育。

添加配方奶粉要在孩子吃完母乳后进行。孩子在吃完母乳 10 分钟后加喂配方奶粉，一天只喂 1 ~ 2 次，其余喂奶时间全部喂母乳。这种方式的好处就是可以避免新生儿在先吃了配方奶后，因为没有了饥饿感，不愿意再吸吮母乳而导致母乳分泌量进一步减少，多吸吮母乳也有利于刺激母乳的分泌，保证孩子能得到充足的母乳。

很多人觉得配方奶粉没有母乳好，但是如果妈妈的奶水不够孩子吃，婴儿配方奶粉就是孩子最佳的营养来源了。它不但强化了孩子生长所必需的维生素和矿物质，并且对脂肪、蛋白质和碳水化合物的比例进行了调整，使其更接近母乳，能基本满足婴儿生长发育的营养需求。

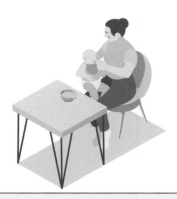

科学地添加辅食

辅食是母乳喂养期间给予婴幼儿的除母乳之外的其他食物，以补充母乳营养的不足。辅食必须是富含营养的食物，而且数量充足，才能保障和促进婴幼儿的健康和生长发育。同时，母乳喂养仍然是营养素和某些保护因子的重要来源，在添加辅食期间仍要做好母乳喂养。辅食添加是婴幼儿从液体类食物逐步转化、过渡为普通固体食物的一个重要阶段，这个过程基本在 6～24 月龄内完成。辅食添加不仅为婴幼儿提供营养，还与其饮食习惯养成、心理行为发展密切相关。因此，辅食添加的意义是多方面的。

婴幼儿的生长发育及对添加食物的适应性存在一定的个体差异，添加辅食的时间、种类、数量及快慢等，应根据婴儿的具体情况灵活掌握，循序渐进。一般而言，应遵循以下原则。

○ 辅食添加的适宜年龄

6 个月是开始添加辅食的适宜年龄。其理由如下：①开始对别人吃的东西感兴趣，并且能够自己拿食物；②喜欢将一些东西放到嘴里；③能更好地控制舌头，使食物在口中移动；④开始通过上下颌的张合运动进行咀嚼。

当婴儿出现下列 3 种情况时，可以提前添加辅食，但不应早于 4 个月。

①母乳已经不能满足婴儿的需求，婴儿体重增加不理想；②婴儿有进食欲望，看见食物会张嘴期待；③婴儿口咽已经具备安全地接受、吞咽辅食的能力。过早（4 个月前）、过迟（8 个月后）添加辅食均会造成不良影响。

过早添加辅食的危害：①因添加辅食，减少了母乳的摄入；②因无法消化、吸收添加的辅食而导致营养摄入不足；③因摄入母乳中的保护因子减少而增加患病的危险；④因辅食不如母乳清洁或难以消化而增加出现腹泻的风险；⑤因婴儿不能很好地消化吸收非人体蛋白而增加患过敏性疾病的风险；⑥因婴儿的各种器官功能发育不完善，加重孩子的代谢负担。

过迟添加辅食的危害：①错过婴儿味觉敏感期，导致以后的喂养困难；②婴儿未能得到所需额外食物来满足生长发育需要，导致生长发育减慢；③儿童因得不到足够的营养素，发生营养缺乏性疾病，如缺铁性贫血等。

○ **继续母乳喂养**

在添加辅食期间，母乳喂养仍然是营养素和某些保护因子的重要来源，因此不能完全断掉母乳。辅食添加前期阶段不应添加太多，以免影响奶量的摄入，随辅食量、食物种类的增加，辅食添加中后期会相应地减少母乳的摄入。

○ **由一种到多种**

开始添加辅食时，要一种一种地逐一添加，当婴儿适应了一种食物后再开始添加另一种新食物。这样有助于观察婴儿对新食物的接受程度及其反应，特别是对食物的消化情况和过敏反应。一种食物一般要适应 5 ~ 7 天后再考虑添加另一种新的食物。

○ **由少量到多量**

开始添加的食物可先从每天 1 次开始，之后逐渐增加为每天 2 ~ 3 次。每餐食物的数量也由少到多，逐步增加，例如，刚开始添加 1 / 2 勺米粉和菜泥，渐渐增加到 2 ~ 3 勺。

○ **由细到粗**

与婴幼儿的咀嚼、吞咽能力相适应，早期阶段添加的辅食应是细软的泥糊状食物，逐步过渡为粗颗粒的半固体食物，当幼儿多数牙齿，特别是乳磨牙长出后，可给予较大的团块状固体食物。

○ **单独制作**

婴儿辅食宜单独制作，不加盐、糖和其他调味品。除了家庭不方便制作的含铁米粉外，婴儿辅食可挑选优质食材在家庭中单独烹制。注意制作过程的卫生状况，要现做现吃，不喂存留的食物。

○ 按需喂养

婴幼儿的饭量、进食节奏均存在个体差异。一些儿童很容易习惯新食物，而另一些儿童对于接受一种新食物需要更长时间，甚至要尝试 10 多次才能接受。父母要善于观察了解婴儿膳食需求和进食状态，适时调整喂养节奏，个体化地满足婴儿膳食需求。定期检测其身长、体重等身体指标，以判断孩子是否摄入了充足的膳食营养。

○ 积极喂养

父母以积极、主动的态度及时回应孩子的进食提示和信号，以微笑、眼神交流和鼓励的话语积极回应孩子进食；注意尝试不同的食物组合、口味，要缓慢、耐心地喂养；如果孩子停止进食应先等待，然后再次尝试喂食；根据孩子发育的水平，适时锻炼孩子自主进食，帮助其练习用手抓、用勺、用杯进食以增加孩子的进食兴趣；积极鼓励孩子的进食行为但不强迫进食；避免用食物作为安慰和行为奖励。

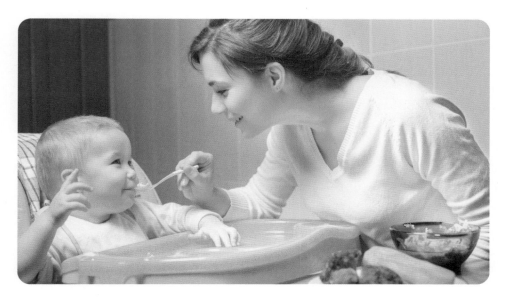

调整睡眠，抓住最佳生长时间

在儿童期，生长激素只在睡眠时分泌，白天清醒时基本不分泌，而生长激素对骨骼、肌肉的生长发育至关重要。在青春期，虽然白天也分泌少量的生长激素，但主要还是在睡眠时分泌，特别在孩子深睡时生长激素分泌量急剧增加，而那些睡眠不深、睡眠质量差的儿童往往生长激素分泌不足，导致生长速度较慢。睡眠不足还会促进糖皮质激素的分泌，从而影响到儿童的情绪发育。另外，人在睡眠时肌肉放松，也有利于关节和骨骼的伸展。如果睡眠不足或睡眠质量不高，会使儿童出现反应迟钝、吃饭胃口差、体重增加缓慢、记忆力减退、注意力不集中等问题。可见，保证充足的优质睡眠对于儿童的生长发育至关重要。

一般来说，不同年龄段的儿童一昼夜所需的睡眠时间是不同的，大致可以参考以下时间。

不同年龄段儿童一昼夜所需睡眠时间		
年龄段	睡眠时间	
0 ~ 3 个月	14 ~ 17 小时	
4 ~ 11 个月	12 ~ 15 小时	
1 ~ 2 岁	11 ~ 14 小时	
3 ~ 5 岁	10 ~ 13 小时	
6 ~ 13 岁	9 ~ 11 小时	
14 ~ 17 岁	8 ~ 10 小时	

○ 哄睡技巧

不同年龄段儿童的哄睡技巧也是有所不同的。婴幼儿阶段是需要哄睡的重要阶段，对于他们来说，妈妈的怀抱是简单又直接的：1 ~ 2 个月，可横抱或短时竖抱；3 ~ 5 个月，宜半卧位或竖抱；6 个月后，可尝试多种抱姿。孩子无法安然入睡时，可将其包裹，并轻拍、唱催眠曲等，让他更快地进入梦乡。等到孩子长大一点儿，到学龄前或学龄期，家长应有意识地培养孩子自主入睡的习惯。久而久之，基本就不需要大人哄睡了，也形成了自己的睡眠规律和睡眠习惯。

全身按摩，帮助孩子长高

家长给孩子进行正确的推拿，能起到增强激素分泌、提高免疫力、促进排毒，以及增进感情等多个方面的作用，多管齐下，帮助孩子长高。下面归纳了为孩子进行全身按摩的方法，供家长参考。

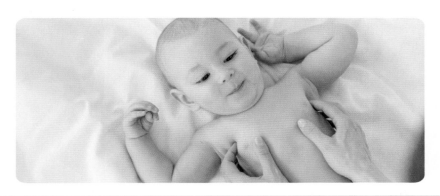

按摩顺序及方法	
按摩头部	揉搓整个头部，特别是用拇指对额头凹陷的部位向头部中央方向推按，以 10 秒内推按 5 次为宜
按摩颈部	让孩子仰卧，轻轻地按摩其颈部两侧的肌肉
按摩胳膊	先用手握住孩子的肩膀，然后顺着胳膊的方向向下按摩
按摩背部	手掌紧贴在孩子的后背上，由下往上推按
按摩腹部	先用两只手掌摁着孩子的胸骨下缘向下抒按，然后用指尖在肚脐处按照顺时针方向旋转按摩
伸展手指	先用拇指顺着孩子的掌心抒按，然后用拇指和食指逐个抒直拉伸孩子的每根手指
按摩腰部	以孩子的臀部与腰部的连接处可以触及的骨头为中心，沿着脊椎间轻轻按摩
按摩大腿	用两手轻轻抓住孩子大腿的内侧，向其脚跟方向按摩
按摩膝盖	对紧挨着膝盖骨正下方及旁边的凹陷处稍微用力，进行按揉
按摩小腿	稍微用力抒按孩子的小腿，对小腿内侧踝骨上两个手指的位置略用力按压
按摩脚趾	将手放在孩子两个脚趾之间，略用力撑开脚趾，再逐个拉拽每个脚趾
推按足底	让孩子仰卧，轻轻抬高其小腿，推按其足底上部，15 秒后停止，再重复推按

○ 按摩时的注意事项

按摩虽然能增高助长，操作也不算复杂，父母平时在家就可以给孩子做，但是儿童毕竟与成年人不同，他们的皮肤更为脆弱，稍不留意就会造成不适，因此父母在按摩前，有必要了解一些注意事项。

首先，家长给孩子按摩应选择避风、避强光、噪声小的地方，室内应整洁、空气清新、温度适宜，保证合适的按摩环境。其次，家长要保持双手清洁，摘去戒指、手镯等饰物；指甲要常修剪，如果是刚剪过的指甲，要用指甲锉锉平；冬季推拿时双手要先捂暖。再次，给孩子按摩时，手法的基本要求是：均匀、柔和、轻快、持久。一般情况下，按摩一次的总时长为 15 ~ 20 分钟。在推拿过程中家长要注意孩子的体位姿势，以使孩子感到舒适，同时还要便于操作为宜。最后，给孩子按摩后，会消耗他一定的体力，这时可给他补充适量温开水帮助其新陈代谢。

○ 避开不宜按摩的情况

为孩子按摩的初衷是增高助长、提高机体免疫力，但如果操作不当反而会引起一系列不良反应。在某些情况下，儿童是不适宜进行按摩的。下面列举了一些常见的情况，家长在按摩前一定要仔细观察孩子身体变化和按摩时的反应，孩子稍有不适，就应该调整按摩手法或停止按摩。

不宜按摩的情况

- ·孩子患有猩红热、肝炎、肺结核等急性传染病，以及皮肤炎症等皮肤病。
- ·孩子患有骨与关节结核和化脓性关节炎时。
- ·孩子属于极度虚弱的危重病患儿或有严重的心脏、肝脏、肾脏疾病。
- ·强行把孩子从睡眠中唤醒。
- ·孩子过饥或过饱。
- ·孩子哭闹或拒绝按摩。
- ·接种疫苗 48 小时内。

儿童运动，辅助长个儿

运动是长高的法宝之一，可以加强机体新陈代谢，加速血液循环，促进生长激素的分泌，使骨骼变长、骨密度增高、骨重量增加。幼儿在日常生活中多做一些有节奏的全身运动，有助于活动四肢关节，给予骨关节一定量的刺激，促进骨骼生长发育，并改善全身的身体机能。

○ 齐步走

在附近公园或体育馆找一个宽阔的场地，家长和孩子一起按着节拍齐步走。家长先教孩子双手叉腰，左脚向前迈出一步，右脚跟上，右膝与左腿呈45°（如果可以，可将右膝与左腿呈90°），脚尖提起，身体尽量挺直，向前迈进，双脚交替进行。家长数节拍，引导孩子跟着节拍走，每次走8个8拍。

○ 全身运动

家长取一根绳子，扯到与孩子齐腰高处，在对面放上玩具，让孩子越过绳子两手抓住玩具，向高处举，再把玩具放回绳子对面；让孩子坐在椅子上，两手举着旗子，听口令做动作"举起旗子来""藏到椅子下"，做3～5次即可。

○ 伸展双臂

家长在客厅适当的位置悬挂小玩偶或其他小物件，让孩子伸手触碰它们。物件悬挂位置应以孩子踮起脚尖尽全力能触碰的高度为宜，可根据孩子实际情况灵活调整。孩子每次触碰后停顿3秒，按此法练习10～15次即可。

运动时孩子要避开过饱、过饥、疲劳的时刻，而且应在大人的陪同下进行。每周练习不少于3次，每次35～45分钟。

科学补充维生素 D，促进长高

一般来说，母乳喂养的足月儿童只要奶够吃，就能摄入充足的维生素，一般不需要额外补充，但唯独维生素 D 除外。《中国居民膳食指南（2022）》建议：婴儿出生后 2 周左右，即可开始补充维生素 D，推荐摄入量为 10μg/d。儿配方奶喂养的婴儿通过合乎国家标准的配方奶粉，能够得到足量的维生素 D，就不需要再额外补充了。

警惕 3 岁的儿童发生性早熟

多数性早熟的儿童会伴有身高和体重的增长加速、骨骼成熟过快、骨骺提前闭合的症状，因此，儿童在发病初期往往生长过速，但在成人期身高反而比较矮小。但是 0 ~ 3 岁的儿童如果发生性早熟，一般不容易被发现，而且其发病的特征也不明显，直到儿童身体出现明显的成人特征，家长才会关注该症状。建议家长平时多观察儿童的行为举止、语言发育，以及身体特征变化等，多了解儿童的成长变化，一旦发现儿童有性早熟的征兆，应该及时带其到正规的医院进行检查治疗。

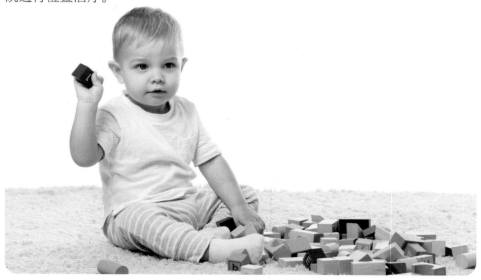

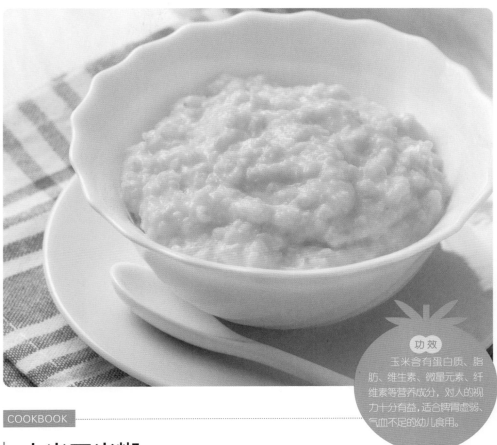

功效

玉米含有蛋白质、脂肪、维生素、微量元素、纤维素等营养成分，对人的视力十分有益，适合脾胃虚弱、气血不足的幼儿食用。

COOKBOOK

小米玉米糊

材料

水发小米 ·············· 70 克

玉米碎 ·············· 60 克

牛奶 ·············· 200 毫升

做法

1. 汤锅中倒入清水烧开，放入水发小米、玉米碎，搅拌均匀，转小火煮 30 分钟。

2. 倒入牛奶搅拌均匀，成糊状。

3. 煮好的小米玉米糊盛入碗中即可。

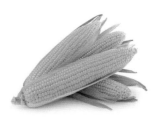

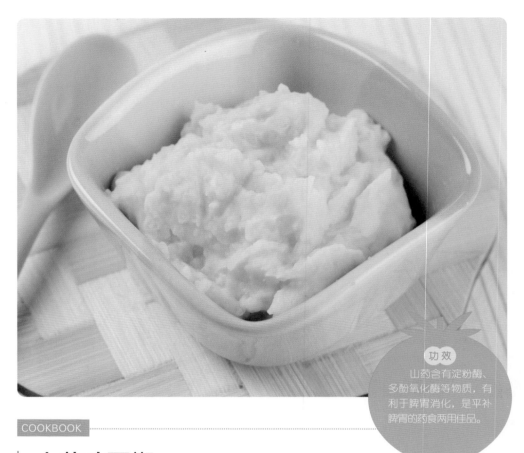

山药含有淀粉酶、多酚氧化酶等物质，有利于脾胃消化，是平补脾胃的药食两用佳品。

山药鸡蛋糊

材料

山药 ····················120 克

鸡蛋 ·························1 个

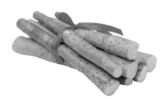

做法

1. 去皮山药对半切开，切成片，装入盘中，备用。

2. 蒸锅注水烧开，山药片和鸡蛋放入蒸锅中，用中火蒸 15 分钟至熟，取出。

3. 山药片装入碗中，压碎；鸡蛋剥去外壳，取蛋黄，放入山药泥中，搅拌均匀即可。

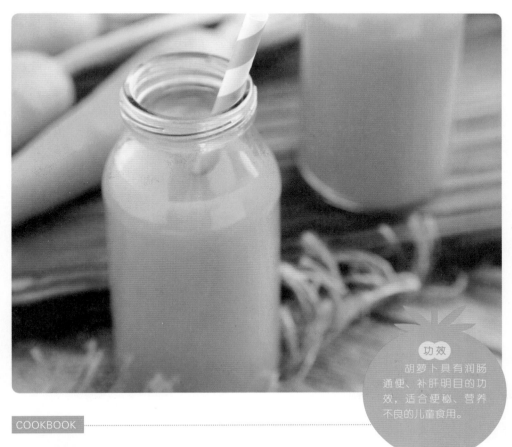

功效

胡萝卜具有润肠通便、补肝明目的功效，适合便秘、营养不良的儿童食用。

胡萝卜汁

材料

胡萝卜……………100克

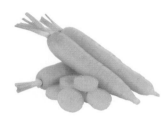

做法

1. 胡萝卜去皮，切成小片，待用。

2. 切好的食材倒入榨汁机中，注入少许饮用水，盖上盖，选择"榨汁"功能，榨取胡萝卜汁。

3. 断电后倒出胡萝卜汁，装入瓶中即可。

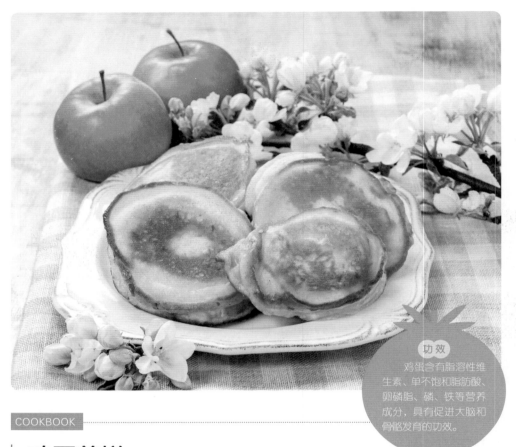

功效
鸡蛋含有脂溶性维
生素、单不饱和脂肪酸、
卵磷脂、磷、铁等营养
成分，具有促进大脑和
骨骼发育的功效。

COOKBOOK

鸡蛋煎饼

材料

苹果 ....90 克

鸡蛋 ....2 个

玉米粉......................60 克

面粉 ....60 克

橄榄油................5 毫升

做法

1. 苹果切成小块，用榨汁机搅打成汁；鸡蛋磕开，取蛋清装入碗中，备用。

2. 面粉倒入碗中，加入玉米粉、蛋清、苹果汁，拌均匀。

3. 煎锅中倒入橄榄油烧热，然后放入拌好的面糊，煎至两面呈焦黄色。

4. 把煎好的饼取出，装入盘中即可。

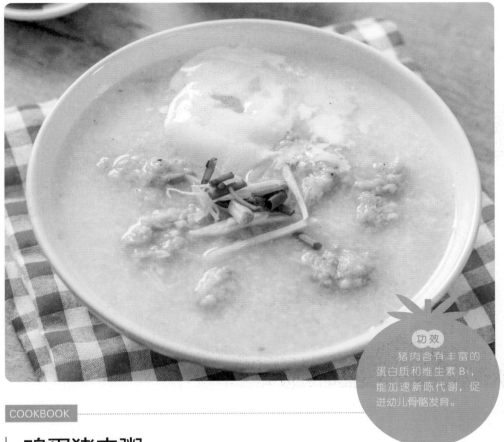

功效

猪肉含有丰富的蛋白质和维生素 B₁，能加速新陈代谢，促进幼儿骨骼发育。

COOKBOOK

鸡蛋猪肉粥

材料

大米 ·····················130 克
鸡蛋 ·······················1 个
猪瘦肉 ····················30 克
葱花 ·······················少许
姜丝 ·······················少许

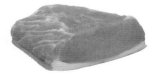

做法

1. 猪瘦肉剁碎；鸡蛋煮成荷包蛋。

2. 锅中加水烧开，倒入大米，放入猪瘦肉碎、姜丝搅拌均匀，盖上锅盖，再次烧开后转小火煮约 40 分钟，至食材熟透。

3. 揭盖，搅匀，关火后盛出，放上荷包蛋，撒上葱花即可。

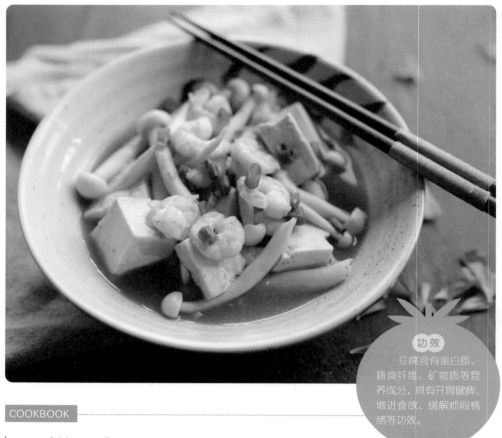

功效

豆腐含有蛋白质、膳食纤维、矿物质等营养成分，具有开胃健脾、增进食欲、缓解烦闷情绪等功效。

三鲜豆腐

材料

豆腐	300 克
虾仁	60 克
白玉菇	50 克
生抽	10 毫升
盐	1 克
葱花	适量
食用油	适量

做法

1. 白玉菇切段；豆腐切块。

2. 油锅烧热，放入虾仁、白玉菇段炒熟，加入少许清水煮开。

3. 放盐、生抽调味，放入豆腐块煮 5 分钟入味。

4. 盛出装盘，撒上葱花即可。

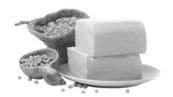

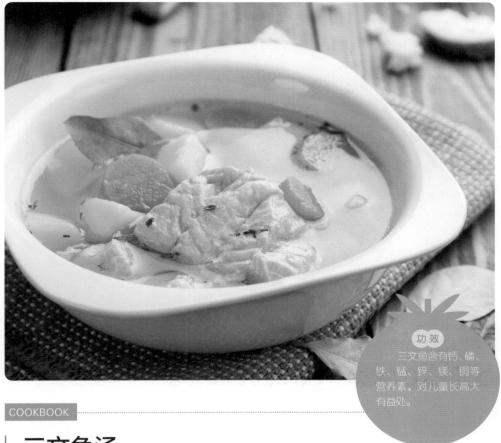

功效
三文鱼含有钙、磷、铁、锰、锌、镁、铜等营养素，对儿童长高大有益处。

三文鱼汤

材料

三文鱼	100 克
胡萝卜	120 克
土豆	100 克
香叶	少许
姜片	少许
葱花	少许
盐	1 克
水淀粉	3 毫升
食用油	适量

做法

1. 胡萝卜切成厚片；土豆去皮，切成块；三文鱼切块。

2. 切好的三文鱼块装入碗中，加入盐、水淀粉，搅拌均匀，倒入适量食用油，腌渍 10 分钟。

3. 锅中加水烧开，倒入适量食用油，再倒入胡萝卜片、土豆块、香叶，搅匀，盖上盖子，煮至熟透。

4. 姜片、三文鱼块放入锅中，煮至食材入味，装入碗中，撒上葱花拌匀即可。

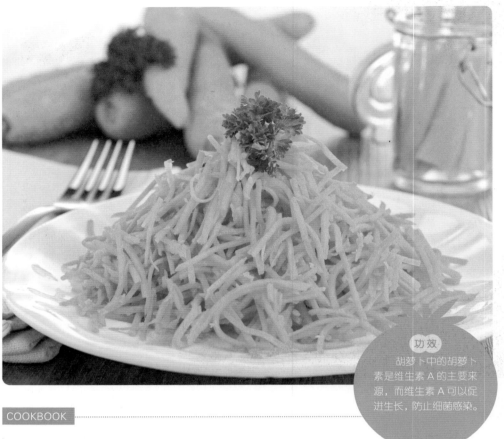

COOKBOOK

胡萝卜沙拉

材料

胡萝卜·················150克

盐···························少许

食用油···················少许

醋···························少许

做法

1. 胡萝卜去皮，切细丝。

2. 锅中加水烧开，放入少许盐、食用油，放入胡萝卜丝煮开。

3. 捞出胡萝卜丝，加醋拌匀后装盘，装饰即可。

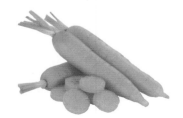

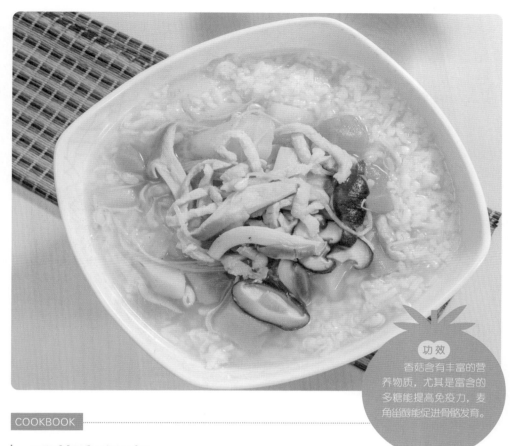

COOKBOOK

香菇肉丝粥

材料

大米·····················130 克

香菇·······················70 克

猪瘦肉·····················30 克

南瓜·······················85 克

豆芽·······················20 克

土豆·······················50 克

盐·····························1 克

做法

1. 香菇、猪瘦肉切丝；南瓜去皮，切成丁；土豆去皮，切成块；豆芽洗净。

2. 锅中加水烧开，倒入大米，放入所有食材搅拌均匀，盖上锅盖，烧开后转小火煮约 40 分钟，至食材熟透。

3. 揭盖，加入盐搅匀，关火后盛出即可。

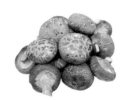

3～6岁，
饮食+运动激发生长潜力

准确判断儿童的身高情况

2岁之后，儿童身高增长进入平台期，每年只长5～7厘米，家长每半年给儿童量一次身高就可以。现在有些学龄前的儿童身高"特别高"，其实儿童长得太高了，家长也要关注，因为有些儿童属于性腺提前发育，相当于"蹿个儿"提前了，长得比别人早，但最终身高很有可能并不理想，出现"高儿童、矮大人"的情况。目前医疗机构可以根据儿童具体情况适当进行干预，尽量使儿童的最终身高趋近理想。

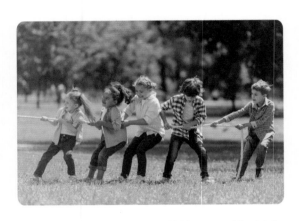

如果儿童出现以下身高增长异常的情况，需及时就诊，查明原因：

1. 身高处于同年龄、同性别儿童身高标准水平的第3百分位以下（详见附录2、附录3《0～18岁儿童青少年身高百分位数值表》）。

2. 每年生长速度低于正常值。

3. 如果父母身高偏矮，但儿童学龄前的身高偏高，较同龄儿发育早。

4. 女孩8岁前有乳房变大、男孩10岁前出现睾丸变大等性征发育，身高生长速度明显加快；女孩月经初潮早于10岁，或月经初潮时身高低于145厘米；男孩12岁前变声，身高中等或以下。

家长要了解体检的相关事项

家长定期给孩子做健康检查可以随时了解孩子的生长发育和健康状况，尽早发现儿童生长异常、身体缺陷和疾病，以便尽早采取相应措施进行干预。婴幼儿时期和青少年时期是一个人生长发育的高峰期，无论是体格、动作技能，还是智力、智能都会在此期间发生飞跃性的变化。如果家长能定时给孩子做全面的身体检查，观察、了解孩子的骨骼、肌肉、智力的发育状况，就能及时发现一些潜在的疾病，从而进行良好的治疗。

家长给孩子做体检的频率，由孩子自身体质的强弱来决定，如果孩子的身体比较弱，体检间隔时间就应该稍微短一些。随着孩子年龄的增长，孩子对环境的适应能力逐渐增强，那么每两次间隔的时间就可以稍微长一些。一般来说，6 个月以内的婴儿最好每月体检一次，最多不超过 2 个月；7 ～ 12 个月的婴儿每两三个月进行一次体检比较好；1 ～ 3 周岁的幼儿每年要进行至少两次体检；3 周岁以上的儿童要每年最少进行一次身体检查。

去体检时，家长最好选择孩子愿意配合的时间去医院。一般来说，早晨比较好，因为这时候孩子吃得饱、睡得足，较容易配合检查。有的孩子觉得医院是个很恐怖的地方，一去医院就害怕，家长可以尝试找到孩子害怕的原因，并用适当的办法缓解孩子的恐惧。例如，有的孩子害怕躺在检查床上，家长可以带上孩子平时用的毛毯或毛巾被铺在孩子身下。

体检前，家长提前告诉医生，孩子可能会有些紧张，这样医生检查时就会放慢节奏。体检过程中家长要一直陪在孩子身边，可以缓解孩子的紧张情绪。有的父母虽带自己的孩子做了定期体检，可是资料没保存好，或体检时忘了带以前的体检资料，或体检地点流动，这都不利于系统观察孩子的生长发育状况。

一次的体检结果并不能确定孩子的生长状况，只有多比较几次，才能了解孩子生长的趋势，所以，父母一定要将每次孩子的体检记录和病史资料妥善保存，每次体检都要将过去的资料带给保健医生，以便分析参考。体检医生也最好相对固定。0 ～ 18 岁的孩子定期体检非常重要，它可帮助家长及时发现孩子在成长过程中出现的各种问题，做到早发现、早干预、早治疗。

　　儿童的体检重在监测生长发育情况，及时发现体格和智力发育异常，除了一些常规检查外，骨密度、智力水平、听力检测等，也是儿童体检的重点项目，大一点的儿童还要检查是否有肝炎、视力低下、肥胖症、沙眼、肠道寄生虫、贫血、营养不良等问题。

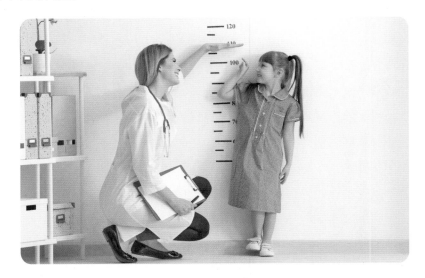

正确利用生长激素帮助孩子长高

　　生长激素在儿童成长发育中尤为重要，一旦缺乏就会导致儿童生长发育迟缓，甚至停滞，部分儿童还会出现低血糖、甲状腺功能不足或性器官发育不良等问题。

　　现在的父母都非常关注儿童的生长发育情况，尤其身高是一个容易观察并发现区别的指标。一些家长看到自己的孩子在同龄孩子中较矮，就怀疑是不是缺乏生长激素。要注意的是，生长激素缺乏并不是只凭儿童的身高这一个外在指标就可以轻易判断的，而是需经过严格的内分泌检查，才可确诊。

○ 生长激素缺乏症

　　在医学上，生长激素缺乏症（Growth Hormone Deficiency，GHD）是由

于下丘脑或垂体功能障碍，导致生长激素合成或分泌不足，或由于生长激素结构异常，或受体缺陷等所导致的生长发育障碍。

诊断依据有以下几点

1. 儿童是匀称型的身体矮小，身高落后于同年龄、同性别正常儿童生长曲线的第 3 百分位数以下（或低于平均数减两个标准差）。

2. 生长缓慢，每年身高长高速度 <5 厘米。

3. 儿童的骨龄落后于实际年龄 2 年以上。

4. 检测血液中生长激素刺激试验，两种药物刺激下生长激素峰值均低（<10μg/L）。

5. 虽然发育迟缓，但儿童的智力正常。

6. 排除其他影响生长发育的疾病。

如果父母不能确定儿童是否是 GHD 患儿，就必须去医院做以上项目的详细诊断。只有明确诊断儿童患有 GHD，才可以在医生指导下用生长激素治疗。目前基因重组人生长激素（rhGH）替代治疗应用最为广泛，需每晚临睡前进行皮下注射。生长激素治疗在儿童年龄越小时进行，效果越好。

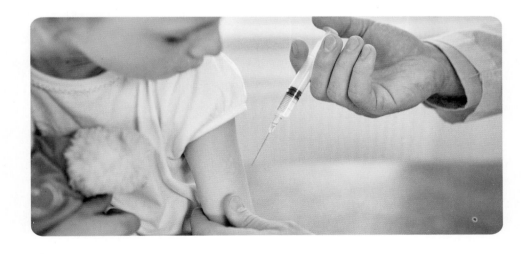

用生长激素治疗 GHD 时应注意以下几个问题

1. 有的儿童可能会出现甲状腺功能减退，所以要进行甲状腺功能监测。

2. 某些儿童可能会出现注射部位的皮肤红肿，一般与 rhGH 药物品牌和个体差异有关，停药后即可消失。

3. 少数儿童治疗几个月后会产生抗体，但对治疗效果没有明显影响。

4. 因为生长激素可以使血糖升高，所以在治疗前及治疗过程中均需进行血糖检测。

5. 如果儿童同时使用糖皮质激素类药物治疗其他疾病，会抑制生长激素的促生长作用，所以应根据自身情况调整用量。

6. 有可能产生一些极少见的副作用，如可能会出现暂时性乳头水肿、颅内高压、股骨头坏死等。

一般治疗剂量的 rhGH 对身体是比较安全的。

还有一些比较少见的情况，儿童会出现暂时性生长激素缺乏，如因为一些心理因素或原发性甲状腺功能减退等导致的暂时性生长激素分泌低下，消除这些原因即可恢复正常，无须用 rhGH 治疗。

○ 哪些情况下禁忌使用生长激素

生长激素主要用于治疗 GHD 所引起的儿童生长发育障碍，但存在以下情况的儿童应禁止使用。

①骨骺完全闭合后，禁止用于促生长治疗；②对于恶性肿瘤患者（基底细胞癌或鳞状细胞癌除外）禁用；③严重全身性感染等危重病人在机体急性休克期内禁用。

即使儿童在生长发育过程中身材矮小，父母也不要过于慌张，先要排除遗传及生长环境因素，如果怀疑是疾病因素就必须要去医院明确诊断，这样才能有针对性地采用生长激素或其他方法治疗。

运动的方式对了，才能快速、结实地长高

鼓励儿童经常参加户外游戏与活动，实现对其体能、智能的锻炼培养，维持能量平衡，促进皮肤中维生素 D 的合成和钙的吸收利用。学龄前儿童全天各种类型的身体活动时间应累计达到 180 分钟以上。其中，中等及以上强度的身体活动累计不少于 60 分钟。针对我国学龄前儿童户外活动不足

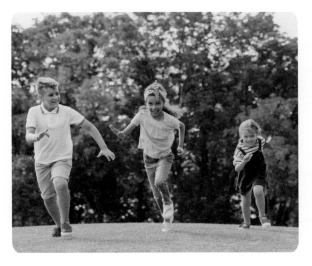

的现状，建议每天应进行至少 120 分钟的户外活动。除睡觉外，尽量避免让儿童有超过 1 小时的静止状态，每天看电视、玩平板电脑的累计时间不超过 2 小时。

建议儿童每天结合日常生活多进行锻炼（公园玩耍、散步、爬楼梯、收拾玩具等），适量做较高强度的运动和户外活动，包括有氧运动（骑自行车、快跑等）、伸展运动、肌肉强化运动（攀架、健身球等）、团体活动（跳舞、小型球类游戏等），减少静态活动（看电视、玩手机、玩电脑或电子游戏）。

学龄前儿童与幼儿相比，可能会存在因长期不良坐姿导致脊柱轻微侧弯的问题，做一些常见的运动如：小燕飞、游泳、侧方弯腰等可以矫正脊柱的偏差和不合理弯曲，促进脊柱发育，对维持身高的正常生长有益。

下面介绍几个可以助长的小动作，家长可以督促儿童做一做。

○ 踮脚向上

双脚"八"字开立，双手尽量向上伸展，掌心朝前，保持平衡。用力吸气，同时双脚脚跟抬起，挺胸，放松后脖颈的力量，头向后仰，充分吸气，然后吐气，回到开始的姿势，重复 20 ~ 30 次。

○ 伸展腋下

儿童侧身站在墙壁或柱子旁，离墙一臂的距离，双脚"八"字开立。左手于体侧伸直，撑墙（柱子）。吸气的同时，右手伸到头上往左倒，头和脖子往左侧倾斜，充分伸展右腋下。吐气，回到垂手站立的姿势，换另一边照前法进行，重复5 ~ 6次。

○ 空中踩踏

仰躺在地上，双腿伸直，双臂放在身体侧面，然后双腿并拢高举，双手抵住腰后方的骨盆处支撑起下半身。双脚以骑自行车的方式不断踩踏，开始时慢慢地进行，再缓缓地加快速度，接着放慢速度结束动作。同样方法转换踩踏的方向。重复10 ~ 20次。

○ 伸展脊背

浅坐在椅子上，双手握住椅子的两侧，全脚掌着地。双腿尽量往前伸直，用力吸气，上身往后仰。充分挺胸，放松后脖颈，动作重点是头要尽量往后仰。充分吸气后吐气，回到最初的动作。重复动作10 ~ 20次。

○ 屈伸膝盖

浅坐在椅子上，大小腿成90°，脚掌着地。双手把住椅子两侧，将双膝的膝盖向上抬起，靠近胸部，停留2秒钟后再伸直、放下。重复5 ~ 6次。

Tips

每次做操时间以30分钟为宜，一个动作完成后，稍微休息一下再进行下一个动作。建议儿童在练习时，身旁有大人陪练，这样既可以起到示范作用，又能有效保障儿童的安全。另外，儿童动作不到位时不要勉强，应循序渐进地练习。

科学调整睡眠时间，让生长激素分泌量增加

儿童的作息规律是根据父母改变的，刚出生的婴儿，他总是在睡觉，没有固定的作息时间，他不懂得什么时候应该睡，什么时候不应该睡。因为他还小，所以不能急切地改变他的作息时间。儿童到了 3 岁以后，父母就要有意识地改变他的作息时间。

其实儿童在长高的时候，他的体内会不断分泌生长激素，但大部分的生长激素是在儿童入睡了以后才开始分泌，如果他的睡眠不充分，那么生长激素就会减少分泌，最后影响他的身高。因此，充足的睡眠对于儿童来说很重要。

3～6 岁的儿童，每天至少需要睡 10～13 个小时左右（美国国家睡眠基金会建议），晚上儿童最好 20 点之前睡觉，儿童黄金睡眠时间一般为晚上 21:00 至次日凌晨 1:00 和早上 5:00 至 7:00 这两个时间段（生长激素分泌最多的两个时段），这两个时间段里，儿童进入熟睡状态，脑垂体分泌的生长激素最多，可以更好地促进骨骼生长，同时，身体内脏器官也能够得到最大化的休息。

我们可以坚持以下几个原则，帮助儿童建立有规律的作息时间。

	科学培养儿童睡眠时间的方法
1	家庭的睡眠环境尽量配合儿童。在睡觉前，家长应为儿童营造睡觉的氛围，如调整卧室灯光，不大声喧哗和制造噪声。家长陪儿童入睡可以给儿童安全感，帮助儿童入眠。父母也可以与儿童一同洗漱、铺床，通过做睡前准备工作暗示儿童睡眠时间已到，培养儿童良好的作息习惯
2	重视儿童睡眠。不要因为各种各样的问题来拖延儿童的睡眠时间。每个家庭可以根据自己的具体情况制订一个"早睡计划"，每个家庭成员都要按照计划规律作息
3	保持平静的睡眠情绪。在入睡前一小时，尽量避免让儿童处于兴奋状态，给儿童讲睡前故事、播放舒缓的音乐等，有助于提高儿童睡觉情绪，缩短入睡缓冲时间，同时，平静的情绪有助于提升儿童的睡眠质量
4	理性看待儿童的午睡问题。不要因为想让儿童在学校乖乖午睡，就推迟儿童晚上的入睡时间
5	控制儿童白天的睡眠时间。儿童白天睡眠过多，到夜晚自然精力充沛，不易入睡。家长在白天应多带儿童运动，促进儿童的新陈代谢，适当运动有助于儿童入睡，提高睡眠质量。同时，家长也需注意儿童饮食，避免儿童积食腹胀，降低儿童睡眠质量

养成良好的饮食习惯

○ 食物应合理烹调，易于消化，少调料、少油炸

从小培养儿童清淡口味，有助于养成有宜于终生的健康饮食习惯。在烹调方式上，宜采用蒸、煮、炖、煨等烹调方式。

给婴幼儿准备食物时，特别注意要完全去除皮、骨、刺、核，大豆、花生等坚果类食物应先磨碎，制成泥糊状态进食。口味以清淡为好，不应过咸、油腻和辛辣。

父母为儿童烹调食物时，应控制食盐用量，还应少选含盐高的腌制食品或调味品，可选天然、新鲜的香料（如葱、蒜、洋葱、柠檬、醋、香草等）和新鲜蔬果汁（如黄瓜汁、南瓜汁、菠菜汁等）进行调味。

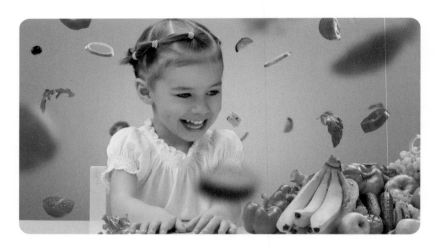

○ 纠正挑食、偏食

儿童偏食是比较常见的饮食问题，表现为吃得少而慢、对食物不感兴趣、不愿尝试新食物、强烈偏爱某些质地或某些类型的食物等。现在不少独生子女存在喂养过度关注、饭桌上哄骗或强迫等问题。儿童在压迫气氛中进食，心理负担沉重，反而会更加反感其挑剔的食物。

对于儿童的挑食应如同对待行为问题（比如反抗和逆反）一样，父母需要春风化雨，少给其压力。儿童挑食还有一个科学、合理的解释，即儿童的味蕾比我们多（味蕾随着年龄的增长而减少），所以嘴就更刁，这可能是儿童不愿意吃辣的食物和像西蓝花这样的蔬菜的原因，家长们要尽量把蔬菜做得更美味些。像甜椒、红薯、胡萝卜这样有甜味的菜，可能要比西蓝花更受儿童的欢迎。

家长要有决心来纠正儿童偏食的习惯，因为在纠正偏食的过程中，儿童可能会又哭又闹、拒绝张嘴，食物含在嘴里不咽，甚至吐出来，这时要注意耐心说服，父母意见保持一致，由少量开始进食，逐步加量，直到儿童养成习惯，但也不能顿顿给儿童吃他不爱吃的东西，纠偏过头。纠正儿童的偏食习惯，家长要向儿童讲清道理，说明偏食、挑食的危害，以及营养均衡对健康的益处。

○ 零食适当吃

有些家长对零食的态度是只要儿童喜欢吃，就一味满足他们的要求；而另一些家长则认为吃零食会影响儿童的生长发育，所以绝对不让儿童吃零食，以上两种做法均有些欠妥，儿童的零食既不能太多，也不能没有。

零食是儿童营养的补充，零食要尽可能与加餐相结合，不影响正餐，尽量安排在两次正餐之间，量不宜多。睡觉前 30 分钟不要吃零食。

要给儿童选择新鲜、天然、易消化的食物作为零食，如新鲜水果、蔬菜、奶制品、坚果和豆类食物等，而油炸食品、膨化食品、果脯、果干、香肠、乳饮料、高盐坚果等零食，是要坚决限制食用的。

对年龄稍小的儿童，要避免食用整颗的豆类、坚果类食物，以免食物呛入气管，发生意外，家长可以把这类食物磨成粉或打成糊给儿童吃。对年龄较大的儿童，家长要引导儿童认识食品营养标签，学会辨识食品营养成分、生产日期和保质期等。

引导儿童正确喝水

儿童的水代谢比成人快，这样有利于排出他们体内的代谢物，但对缺水的耐受力较差，比成人容易发生水平衡失调。儿童摄入的水量不足时，可能发生脱水现象；反之，如果摄入水过多，则可能引起水肿。

2～3岁的儿童每日饮水量为600～700ml；4～7岁的儿童每日饮水量为700～800ml，7～10岁的儿童每日饮水量为1000ml。

饮水量的多少要灵活掌握，不能一成不变，这需要家长视具体情况而定。父母应该注意的是，如果儿童一次性饮过量的水，会造成人体细胞肿胀，功能受损，这种症状称为稀释性低钠血症，也就是水中毒。这时儿童会出现软弱无力、头痛、恶心、呕吐、嗜睡等症状，重者会出现昏迷。因此，父母也不要等儿童口渴了再给他喝水，而是要少量多次，适当地让儿童喝水。

很多儿童有边吃饭边喝水的习惯。其实，这种习惯非常不好，因为这样会影响食物的消化吸收，增加胃肠负担，长此以往，可能会引发胃肠道疾病，造成营养素缺乏。食物经口腔初加工消化成食团，送入胃肠进一步消化、吸收食物中的营养素。如果儿童边吃饭边喝水，水会将口腔内的唾液冲淡，降低唾液对食物的消化作用，同时也易导致食物未经仔细咀嚼就进入胃肠，加重胃肠的负担。儿童吃饭时喝水过多，还会稀释胃酸，食物的消化、吸收都会受阻，尤其对蛋白质和脂肪的消化影响最大。

心情愉悦，让长高更轻松

儿童每天心情愉悦，生长激素才能不断地分泌，儿童拥有好心情，才能有好胃口，从而长得更高。心理问题也会影响生长激素的分泌，但心理问题往往被家长忽视。心理压力过大、长期抑郁等心理问题，都会导致儿童的生长发育受到影响。因此，家长应给儿童提供和谐、舒适的生活环境，不要给其太大的压力。

提高儿童免疫力，避免频繁生病

儿童成长的过程中，免疫力低下会导致很多疾病，如经常性感冒、反复呼吸道感染、肺炎等。家长想要儿童健康成长，就应提高儿童的免疫力。儿童的免疫力受诸多因素影响，良好睡眠、均衡营养、适当运动都是人体免疫系统正常运作和有效发挥其功能的保障，合理膳食、保障充足营养供给也是重要的环节。

○ 保证优质蛋白质的足量摄入

蛋白质能构成人体中具有免疫功能的抗体，淋巴因子的本质也都是蛋白质。如果儿童体内蛋白质摄入不足，机体内的淋巴细胞就会减少，吞噬细胞对细菌的杀灭能力就会降低，导致血清蛋白含量降低，儿童的免疫功能将会受损，极易造成感染。

○ 均衡摄入脂肪酸

多不饱和脂肪酸能有效增强人体免疫系统的防御功能，可通过影响与免疫细胞功能密切相关的基因表达来影响免疫功能，例如，ω-3多不饱和脂肪酸对机体有抗炎作用；EPA和DHA可以以多种途径减少炎症、肺部感染的发生，改善细胞免疫，同时还能抑制或刺激人体免疫系统。

短链脂肪酸作为肠道微生物代谢的主要产物，能通过对肠道黏膜免疫细胞和非免疫细胞功能的调节，改变细胞分化、增殖和凋亡，从而调节肠黏膜的免疫应答过程。

○ 科学补硒、锌，增强儿童的免疫力

人体缺乏锌、硒元素，会使免疫细胞活性下降、抗体分泌减少。研究发现，补硒、锌可治疗儿童反复呼吸道感染，显著改善患儿血清微量元素及免疫功能指标水平，提高患儿免疫力，改善临床症状，提高治疗有效率。

因此，在日常饮食中，儿童要多吃些硒、锌含量比较高的食物，如牡蛎、瘦

肉、鸡蛋、动物肝脏、大豆、花生等。但是缺硒、锌的儿童大多会有厌食的毛病，家长可以选择安全的补充硒、锌的营养补剂给儿童吃，有所好转后再换成食补，这也是不错的方法。

○ **按时接种疫苗**

部分家长对接种疫苗不重视，认为疫苗打不打都无所谓。其实对于疾病来讲，预防才是最好的方法。疫苗能够促使身体产生天然的防御系统，增强免疫力，从而阻止病毒入侵，让孩子少生病，所以按时接种疫苗对孩子的免疫功能起着至关重要的作用。

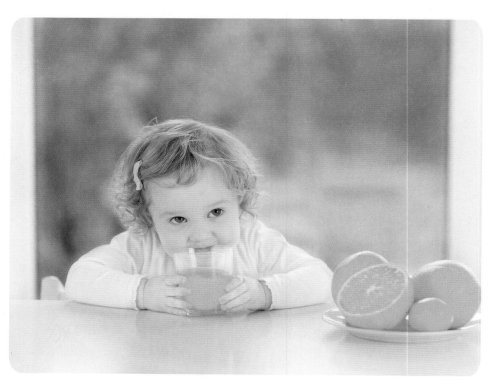

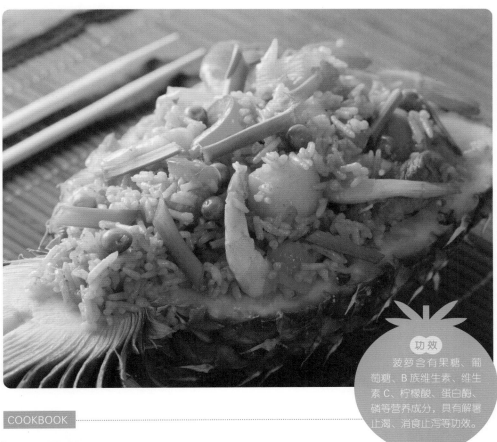

功效

菠萝含有果糖、葡萄糖、B族维生素、维生素C、柠檬酸、蛋白酶、磷等营养成分，具有解暑止渴、消食止泻等功效。

COOKBOOK

菠萝饭

材料

米饭 ·····················150克

虾仁 ·····················100克

青豆 ·······················50克

菠萝 ·······················半个

番茄 ·······················30克

葱段 ·······················少许

盐 ·····························3克

食用油 ·····················适量

做法

1. 菠萝对半切开，取菠萝肉，切丁，留菠萝盏待用；番茄切块。

2. 锅中加入清水、青豆、盐、食用油，煮至断生后捞出。

3. 热锅放油，放入虾仁，炒至变色，捞出。

4. 锅底留油烧热，放入米饭，炒松散，倒入青豆、番茄块、菠萝丁、虾仁、葱段和盐，炒出香味，盛出炒好的米饭，装入菠萝盏中即可。

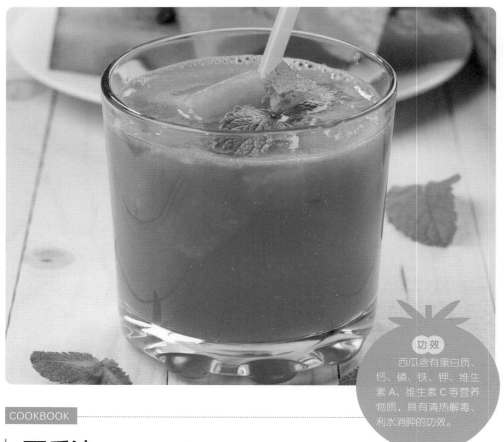

功效
西瓜含有蛋白质、钙、磷、铁、钾、维生素A、维生素C等营养物质，具有清热解毒、利水消肿的功效。

西瓜汁

材料

西瓜 ·····················400 克

薄荷叶·····················少许

矿泉水·····················少许

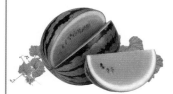

做法

1. 去皮的西瓜切小块。

2. 取榨汁机，选择搅拌刀座组合，放入西瓜块，加入少许矿泉水。

3. 盖上盖，选择"榨汁"功能，榨取西瓜汁，倒入杯中，放入薄荷叶装饰即可。

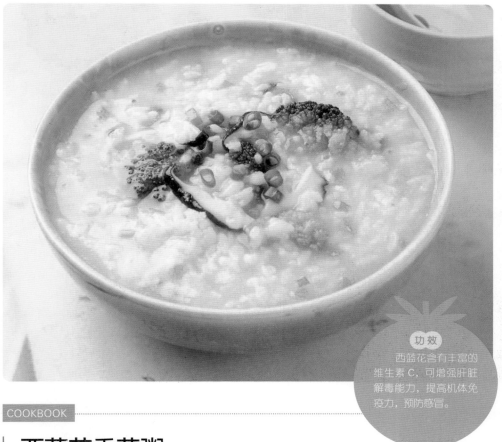

COOKBOOK

西蓝花香菇粥

材料

西蓝花·················100 克

胡萝卜·················80 克

大米 ···················200 克

香菇 ····················少许

葱花 ····················少许

盐·······················2 克

做法

1. 去皮的胡萝卜切小丁；香菇切成条；西蓝花切小块。

2. 锅中加水烧开，倒入大米，盖上盖，用大火煮开后转小火煮 40 分钟，揭盖，倒入切好的香菇条、胡萝卜丁、西蓝花块拌均匀，再盖上盖，续煮 15 分钟至食材熟透，揭盖，放入少许盐拌匀调味。

3. 关火后，盛出煮好的粥，装入碗中，撒上葱花即可。

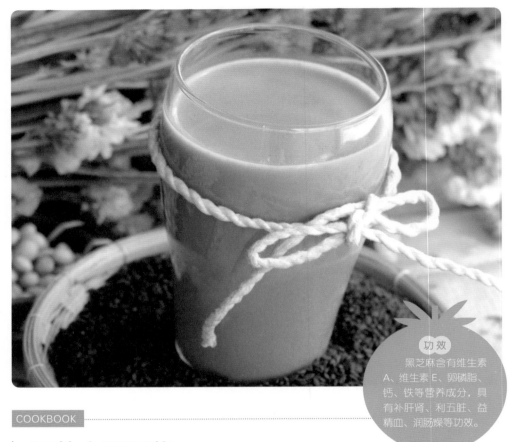

功效

黑芝麻含有维生素
A、维生素 E、卵磷脂、
钙、铁等营养成分，具
有补肝肾、利五脏、益
精血、润肠燥等功效。

黑芝麻黑豆浆

材料

黑芝麻·················30 克

水发黑豆·············45 克

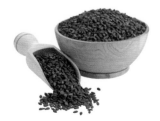

做法

1. 把黑芝麻倒入豆浆机中。

2. 倒入黑豆，加入适量清水，至水位线即可。

3. 盖上豆浆机盖子，选择"五谷"程序，再选择"开始"键，开始打豆浆。

4. 豆浆机运转约 15 分钟，即成豆浆，把煮好的豆浆倒入滤网，滤出豆浆，倒入杯中，用汤匙撇去浮沫即可。

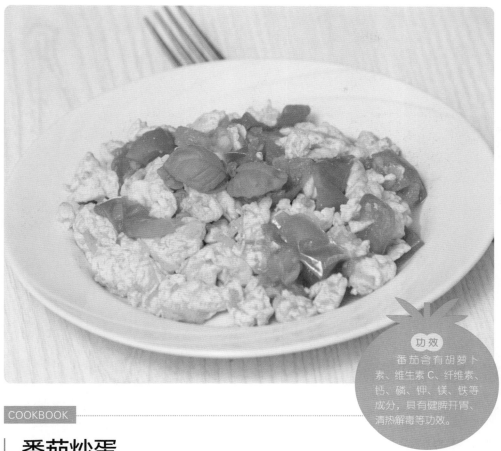

COOKBOOK

番茄炒蛋

材料

番茄·····················130 克

鸡蛋·····················2 个

大蒜·····················10 克

食用油·····················适量

盐·····················3 克

罗勒叶·····················少许

做法

1. 大蒜切片；番茄去蒂，切成滚刀块；鸡蛋打入碗内，打散。

2. 热锅放油烧热，倒入鸡蛋液炒熟，盛入盘中待用。

3. 锅底留油，倒入大蒜片爆香，倒入番茄块，炒出汁，倒入鸡蛋炒匀，加盐，迅速翻炒入味。

4. 关火后，将炒好的菜肴盛入盘中，放上罗勒叶点缀即可。

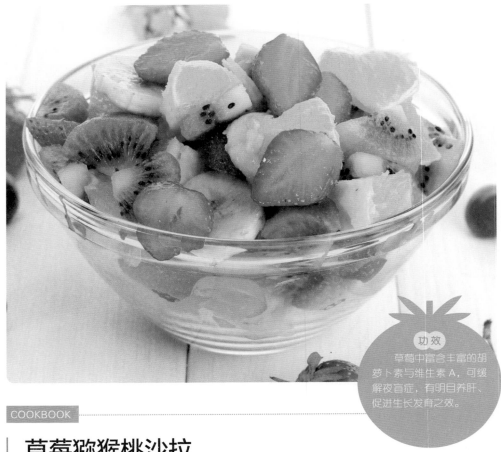

功效
草莓中富含丰富的胡萝卜素与维生素A，可缓解夜盲症，有明目养肝、促进生长发育之效。

草莓猕猴桃沙拉

材料

草莓 ·····················80 克

去皮苹果 ··············150 克

猕猴桃 ···············80 克

橙子 ·····················1 个

香蕉 ·····················50 克

酸奶 ·····················50 克

做法

1. 草莓对半切开；猕猴桃去皮，切小块；橙子去皮，切小块；香蕉切片；去皮的苹果切开，去核和籽，切成丁。

2. 把上述食材放入碗里，再倒入酸奶，拌匀即可。

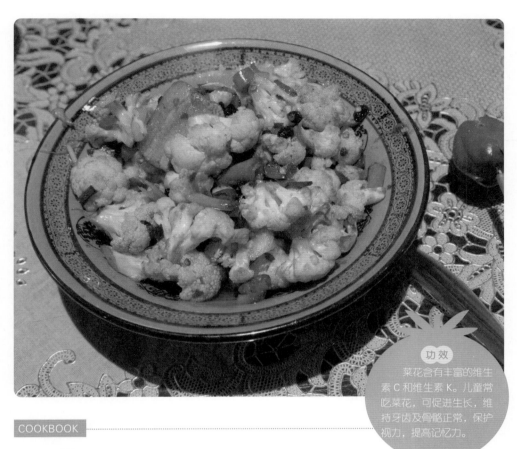

功效

菜花含有丰富的维生素 C 和维生素 K。儿童常吃菜花，可促进生长，维持牙齿及骨骼正常，保护视力，提高记忆力。

炒菜花

材料

菜花	200 克	甜椒末	少许
猪肉	30 克	盐	3 克
青椒片	少许	生抽	3 毫升
姜片	少许	料酒	3 毫升
蒜末	少许	水淀粉	适量
葱段	少许	食用油	适量

做法

1. 菜花切成小朵；猪肉切成片，加入料酒、食用油，腌渍入味。

2. 锅中加入清水烧开，倒入切好的菜花，煮断生后捞出，沥干水分。

3. 用油起锅，放入青椒片、甜椒末、姜片、蒜末、葱段，爆香；再倒入猪肉片，翻炒至其变色。

4. 倒入焯好的菜花，淋上料酒，炒透；加入盐、生抽，炒匀调味，淋入水淀粉，翻炒均匀即成。

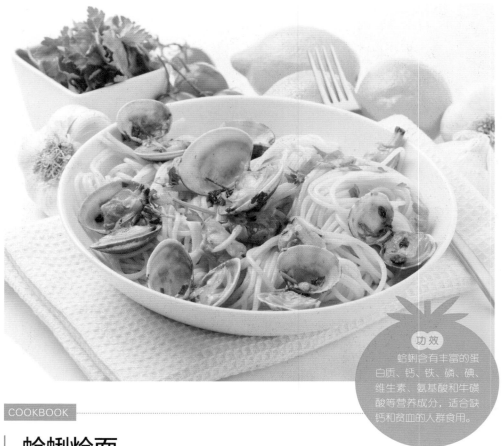

功效

蛤蜊含有丰富的蛋白质、钙、铁、磷、碘、维生素、氨基酸和牛磺酸等营养成分，适合缺钙和贫血的人群食用。

蛤蜊烩面

材料

面条 ·················· 90 克

蛤蜊 ·················· 100 克

葱花 ·················· 少许

香菜末 ················ 少许

盐 ··················· 3 克

料酒 ·················· 适量

食用油 ················ 适量

姜丝 ·················· 少许

做法

1. 蛤蜊放在清水中浸泡一小时，捞出。

2. 热锅放食用油，烧至五成热，放入姜丝、蛤蜊，炒至蛤蜊壳全部张开，捞出。

3. 锅底留油烧热，倒入姜丝、葱花，炒香，淋入适量料酒，炒香，放入适量清水、盐，搅拌均匀，调至大火煮沸，放入面条，搅拌均匀，煮 5 分钟，放入蛤蜊拌均匀。

4. 关火后盛出面条，撒上少许香菜末即可。

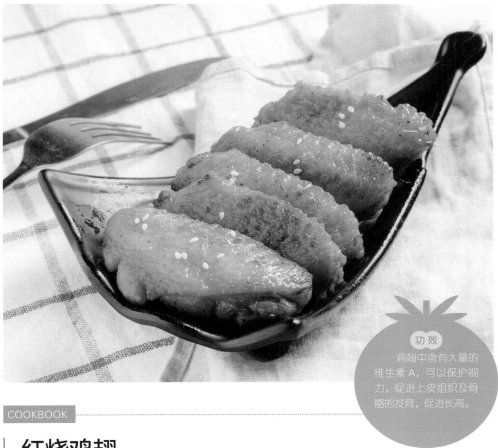

COOKBOOK

红烧鸡翅

材料

鸡翅 …………220 克	生抽 …………2 毫升
姜片 …………少许	料酒 …………6 毫升
蒜末 …………少许	水淀粉…………适量
葱段 …………少许	老抽 …………适量
芝麻 …………2 克	食用油…………适量
盐…………………2 克	

做法

1. 鸡翅装入碗中，放入盐、生抽、料酒、水淀粉，抓匀，腌渍 15 分钟至入味。

2. 用油起锅，放入姜片、蒜末、葱段爆香，加入鸡翅、料酒，炒匀。

3. 放入清水、老抽，炒匀，焖 20 分钟至食材熟透；盛出，装入盘中，撒上芝麻即可。

7~18岁，营养管理，让儿童达到理想的身高

抓住学龄期儿童发育的关键节点

学龄期儿童的体格生长发育虽有个体化差异，但生长速度还是有一定的规律可循。一般来说，男孩平均每年可增高 7~9 厘米，最多可达 12 厘米；女孩平均每年可增高 5~7 厘米，最多可达 10 厘米。因此，家长要养成定期监测儿童生长速度的习惯。

监测儿童生长速度方法如下

①每月测量身高，每周测体重。身高最好在每月生日那天测量，一般取三个月的平均值来衡量身高的增长幅度。

②骨龄能比较准确地判断儿童现在处于什么样的生长发育水平，看儿童是正常发育，还是提前或滞后了。

骨龄检测：

发育正常的儿童，可以把骨龄检测当作和视力、口腔检查一样的常规检查去做，也就是 3 岁以后，每隔 1~2 年测一次骨龄。

过高或过矮的儿童，如比同龄儿童身高差出 10cm 以上，或生长突然缓慢，或突然加速，尤其需要去测一下骨龄。

测过骨龄，医生判断处于异常状态的儿童需每 3~6 月测一次，跟踪监测变化。

3 岁以下的婴幼儿，由于骨化中心还没有出全，除非是怀疑有重大疾病需要的时候进行监测，否则不建议常规监测。

警惕性早熟：发育过早会影响最终身高

性早熟是指女孩在 8 岁前，男孩在 9 岁前出现第二性征发育，这是诊断性早熟的界定年龄，明确儿童性发育开始的年龄可以判别是性早熟还是青春发育过早。

○ 性早熟的危害

性早熟一般可分为三大类：真性性早熟、假性性早熟和部分性早熟。无论是哪一种性早熟，对儿童的身心健康和生长发育都是不利的。

性早熟的儿童受性激素影响，身高、体重迅速增加，身体各部位逐渐发育成熟，骨龄也比同龄人大，骨骼生长提前开始又提早结束，使骨骼生长期缩短，骨骺过早闭合，影响身高。

性早熟的儿童在生理上逐渐发育成熟，但是心理仍旧停滞在孩童阶段，很容易造成心理障碍，而心理压抑、不良情绪都可能抑制生长激素的分泌，进一步阻碍儿童长高。

性早熟可使儿童产生与年龄不相符的性冲动，容易误入歧途，引起一系列的社会问题。

○ 积极预防性早熟

性早熟发生的原因多种多样。家长朋友们一定要注意，避免引起儿童性早熟的因素，预防性早熟的发生。

科学饮食可有效避免儿童性早熟。改善膳食习惯，按时吃早餐，减少晚餐的摄入量，减缓进餐的速度，减少高热量、油炸食物的摄入，增加摄入食物种类等，来帮助控制体重；勿服用人参、鹿茸、紫河车等补药，避免摄入牛初乳、蜂王浆等保健品。

○减少环境因素的影响

一些具有雌激素活性的内分泌干扰化学物质，如双酚 A 等可能导致性早熟发病和快速发展，尤其是对于女孩。减少和避免儿童长期接触塑料制品、一次性餐盒，以及进食各种存在严重农药残留的食物。

家长要妥善存放避孕药物、丰胸美容产品。很多假性性早熟的儿童就是因为误服了避孕药和接触了含有雌激素的丰胸美容产品、成人化妆品而引起的。因此，父母要妥善保管这些东西，避免儿童误服或接触，并教育儿童不能乱服药物。

○ 不要长期开灯睡觉

有研究表明，长期开灯睡觉会明显降低褪黑色素的分泌，导致腺垂体促性腺激素分泌增多，使儿童出现发育现象。

○ 加强普及健康教育，避免接触涉性影视、书籍、网络

现在是信息化的时代，儿童每天从各种途径接收到的信息远比我们想象的要多，这其中就包括一些涉性信息，比如成人影片、电视节目中一些具有性暗示的画面等，而这些涉性信息的过早接触，可能会刺激人体下丘脑－垂体－性腺轴的提前启动，促进儿童性发育提前。

儿童出现生长痛怎么办

生长痛是儿童生长发育时期特有的一种肌肉性疼痛，发病机制不清楚，多见于 3 ~ 12 岁生长发育正常的儿童。生长痛并非疾病名称，作为一种临床症状，因其发生于儿童生长期，故称为"生长痛"。它是儿童时期特有的一种生理现象，随着生长发育逐渐成熟，可完全自愈，无后遗症，家长不必过于担心。

○ 儿童生长痛的症状

多为下肢疼痛。生长痛最常见的发生部位在膝盖、小腿和大腿的前面，偶尔会在腹股沟区，疼痛一般在关节以外的地方。最典型的疼痛为双侧疼痛，也有单侧疼痛的。

多为肌肉性疼痛。生长痛主要是肌肉疼痛，而不是关节或骨骼的疼痛。疼痛的部位也不会有红肿或发热的现象。

疼痛多发于夜间。生长痛最大的特点就是几乎都是在晚上发生的。难道儿童在白天就不会感到疼痛吗？其实并非如此。由于儿童白天的活动量比较大，就算感到不舒服，儿童也可能因为专注于其他事物而不易察觉。等到夜里身心都已放松下来，准备要好好休息时，"疼痛"的症状就会让儿童感到特别不舒服，甚至难以忍受。

○ 儿童产生生长痛的原因

很多人误以为生长痛就是儿童缺钙了，实际上目前并没有任何证据表明生长痛和骨骼的生长有关，也绝不是儿童缺钙的表现。

生长痛出现的具体原因目前还不明确，不过研究发现，生长痛更常出现在活泼好动的儿童身上，因此可能和儿童好动，经常跳跃、跑步使肌肉过度运动有关。另外，生长痛也有家族聚集的倾向，大宝如果有，二宝也容易出现。

○ 儿童出现生长痛怎么办

生长痛是一种生理现象，一般不需要特殊治疗。儿童疼痛发作时最有效的处理方法是为儿童做局部按摩、热敷，减轻疼痛程度。同时，爸爸妈妈也要好好安慰和疏导儿童的情绪，让儿童勇敢面对成长路上的"疼痛"。

怎样才能减轻生长痛

1. 定期按摩、拉伸儿童的腿部关节和肌肉，或带儿童做肌肉伸展运动。

2. 用热毛巾或热水袋敷一敷痛处，可明显减轻疼痛感。

3. 一般来说，生长痛并不需要吃止痛药，但若儿童常常夜里出现疼痛，影响睡眠，可以在医生的指导下，睡前服用布洛芬或对乙酰氨基酚来缓解生长痛，但绝不要服用阿司匹林。

4. 多做伸展运动。白天伸展腿部肌肉有助于防止夜间肌肉疼痛。

学龄期，如何进行营养管理

○ 三餐合理，规律进餐

要保证儿童的饮食规律、多样化，营养全面，并且做到清淡饮食。儿童要经常吃含钙丰富的奶类及奶制品、豆类及其制品等，以保证钙的足量摄入，促进骨骼的发育和健康。儿童要经常吃含铁丰富的食物，如瘦肉等，同时搭配富含维生素C的食物，如新鲜的蔬菜和水果，以促进铁的吸收，保证铁的摄入和利用，并且要经常进行户外活动，促进皮肤合成维生素D，以促进钙的吸收和利用。

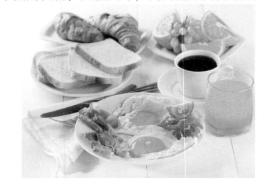

一日三餐的时间应相对固定，做到定时、定量，进餐时细嚼慢咽。早餐提供的能量应占全天总能量的25%～30%，午餐占30%～40%，晚餐占30%～35%。午餐在一天中起着承上启下的作用，所以儿童要吃饱、吃好。晚餐食物摄入要适量。

儿童要每天按时吃早餐，并保证早餐的营养充足。家长可结合本地饮食习惯，丰富早餐种类，保证早餐的营养。

一顿营养充足的早餐至少包括以下四类食物	
谷薯类	谷类及薯类食物，如馒头、花卷、面包、米饭、红薯等
肉蛋类	肉类、蛋类食物，如鸡蛋、鸭蛋、猪肉、牛肉、鸡肉等
奶豆类	奶类及其制品、豆类及其制品，如牛奶、酸奶、豆浆、豆腐脑等
果蔬类	新鲜的水果和蔬菜，如菠菜、番茄、黄瓜、西蓝花、苹果、梨、香蕉等

○ **天天喝奶**

为满足骨骼生长的需要，需保证儿童每天喝300ml的牛奶或相当量的奶制品，可以选择酸奶、奶粉或奶酪等，同时要让儿童积极参加体育活动，促进钙的吸收和利用。

○ **足量饮水**

每天少量多次、足量喝水。6 ~ 10岁儿童每天喝800 ~ 1000ml，11 ~ 17岁儿童每天喝1100 ~ 1400ml。天气炎热或运动出汗较多时，应增加饮水量。饮水应少量多次，千万不要等到感到口渴时再饮水。饮水要小口、慢饮，可以让儿童在每个课间饮水100 ~ 200ml。

○ **合理选择零食**

选择卫生、营养丰富的食物做零食。水果和能生吃的新鲜蔬菜含有丰富的维生素、矿物质和膳食纤维；奶类、豆类及其制品可提供丰富的蛋白质和钙；坚果类，如花生、瓜子、核桃等富含蛋白质、多不饱和脂肪酸、矿物质和维生素E；谷类和薯类，如全麦面包、麦片、煮红薯等也可作为零食。油炸、高盐或高糖的食物不宜做零食。吃零食的量以不影响正餐为宜，两餐之间可以吃少量零食，不能用零食代替正餐。吃饭前、后30分钟内不宜吃零食，不要在看电视时吃零食，也不要边玩边吃零食，睡觉前30分钟不吃零食。儿童吃零食后要及时刷牙或漱口。

○ **不喝或少喝含糖饮料**

多数饮料含有大量的添加糖，儿童要尽量做到少喝或不喝含糖饮料，更不能用饮料替代饮用水。如果一定喝饮料，要学会查看食品标签中的营养成分表，选择标示"碳水化合物"或"糖"含量低的饮料。

○ **禁止饮酒**

家长要告诉儿童饮酒的危害；不让儿童尝试饮酒；加强对儿童聚会、聚餐的监督，避免儿童饮酒。

创造良好的睡眠环境，保证优质的睡眠

环境是影响睡眠的重要因素，如果想要儿童睡眠好，就应该从改善家庭的环境做起，为儿童营造一个舒适的睡眠环境。

○ 调节睡眠环境的温、湿度

适宜儿童睡眠的卧室温度为20～25℃，湿度为60%～70%。在冬季，气温低、空气干燥，可以选用空调和加湿器给房间适当增温、增湿；夏季天气炎热，空气湿度大，可以使用抽湿机或空调的除湿功能降低室内湿度，还可以使用空调、风扇等电器降温。

○ 卧室灯光要柔和

灯光的亮度、颜色等都会对睡眠质量产生影响。儿童卧室的灯光不宜太亮，因为人们一般在光线较暗的环境里更容易入睡。如果儿童害怕黑暗、缺乏安全感，在较暗的环境里不易入睡，可以在卧房点一盏小红灯，有助于入眠。

○ 选择合适的寝具

床：无论是婴儿床还是儿童长大以后睡的大床，安全是第一要素，制造材料的安全性一定要达到标准。一般来说，实木床坚固耐用，透气性好，色泽天然，纹理美观，适合儿童使用。

睡衣：宜选择宽松、肥大的睡衣。面料以自然织物为主，如透气、吸汗性能良好的棉布。睡衣颜色不要过于鲜艳，可选择粉色、绿色、米色等，适合家居穿着又有安目宁神的作用。

枕头：枕头的使用应讲究一撑、二托、三固定的原则，即前撑脖子，后托头窝，固定头部，有效承托颈椎，这样对身体和睡眠都好。

床单、被罩：床单、被罩的选择和睡衣一样，宜选择浅色系、透气性好的，并要注意勤洗勤换，杀菌消毒。

利用碎片时间高效运动，促进长高

　　儿童的运动量需要达到每天至少 60 分钟的中、高强度身体活动，包括每周至少 3 天的高强度身体活动和增强肌肉力量、使骨骼健康的抗阻活动，更多的身体活动会使身体更加健康。做到运动强度、形式，以及部位的多样化，合理安排有氧和无氧运动、关节柔韧性活动、躯干和四肢大肌肉群的抗阻力训练、身体平衡协调性练习等。同时，注意运动姿势的正确性，以及低、中和高强度身体活动之间的过渡环节。运动前做好充分的热身活动，避免空腹运动，要在饭后 1 小时再进行运动，运动中和运动后要注意补充水分。

　　鼓励家长与儿童一起进行形式多样的运动，为其提供必要的运动服装和器具等，培养运动兴趣。将运动生活化，如上学放学步行、做做家务等。儿童要充分利用在校期间的课间活动和体育课等时间，多在室外活动。

　　让儿童了解久坐和长时间看显示屏带来的危害，提醒他们每坐 1 小时，就要起来活动一下。不在卧室放电视、电脑，减少使用手机、电脑和看电视的时间，每天不超过 2 小时，越少越好。久坐行为对健康的危害是很大的，即使达到了每天推荐的 60 分钟中、高强度身体活动量，如果每天仍然有较长的久坐行为，依然会对健康产生不利影响。久坐行为对健康的影响是一个累积的过程，儿童和青少年时期的久坐行为也将影响其成年后的健康状况。因此，儿童和青少年在增加身体活动的同时也要减少持续久坐行为。

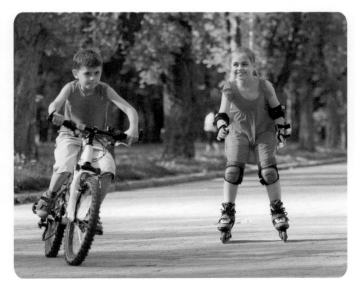

○ **学龄期儿童增高运动**

学龄期儿童能选择的增高运动较幼儿和学龄前儿童更为广泛。例如，可以选择跳跃、游泳、吊单杠等，能刺激成骨细胞的生成，既有效，又安全。

跳跃。双脚跳跃，用手摸树枝、篮球架或者天花板等高处的物体。每次向上跳跃 5 ~ 7 秒，10 次为一组，每组间隔 4 ~ 5 分钟。要尽量使身体处于较大程度的伸展状态。另外，儿童可多参加篮球运动，抢球和扣球时一定要奋力跳跃，积极争夺每一个高点球。

游泳。先在岸边学习蛙泳的手部动作：双手合并到胸前，自然向前伸，然后，手掌张开、掌心向下，手肘伸直，掌心由向下慢慢转为向外，手掌倾斜大约 45°，边转手掌边将全臂向外斜下方推开。当手臂张开大概 45° 的时候，手腕开始弯曲，掌心由外向内，手臂带动手肘加速向内划，最终手肘收置于腋下，双臂贴紧身体，掌心也同时由外向内，在胸前合十，置于头部前下方位置。重新开始下一轮动作，反复练习。待动作熟练后将儿童放在水中的游泳专用浮板上，以适应水中环境。当基础打好后，就可以在水浅处练习游泳，但开始的时候腰部应放置游泳圈。儿童学会后可每周游泳 2 次，每次 10 ~ 15 分钟即可。

吊单杠。家长让儿童的双手紧握单杠，使身体自然悬空下垂，下垂时以脚尖能轻轻接触地面为佳，然后做引体向上的动作。引体向上时呼气，慢慢下降时吸气。男孩可以每天做 10 ~ 15 次，女孩每天可减少至 2 ~ 5 次，具体的练习次数应视儿童个人的身体素质而定。

Tips

吊单杠和跳跃要在儿童自愿锻炼的情况下进行，切不可勉强，并做好监管工作，保护儿童的安全，避免受伤。对于游泳，在下水前，家长需注意水温，帮助儿童热身。避免儿童在游泳馆以外的地方下水游泳。家长一定要让儿童坚持练习下去，增高效果才会明显。

○ **青春期普拉提增高法**

普拉提增高法注重发展肌肉的弹性和关节的灵活性，使肌肉在增强力量的同时得到拉伸，从而增强对骨骼间隙的控制，配合骨骼的生长，起到增高的作用，另外，还能打造健美的体形。

桥式：仰卧，双腿并拢，手臂自然放于身体两侧，双手掌心向下。屈膝，双脚脚后跟尽量靠近臀部，并将双手前伸，靠近双脚。深深地吸气，同时依次抬起上半身、臀部和大腿，将双手手掌下压，用双肩和双脚撑地，收紧臀部肌肉，保持数秒钟。呼气慢慢还原。

三角式：深呼吸，分开两腿，两脚距离与肩同宽。两臂侧平举与肩齐平，手掌朝下，手臂与地面保持平行，右脚向右转90°，左脚稍转向右，左腿保持伸展，膝部绷直。向右侧弯曲身体躯干，右手掌接近右脚踝，向上伸展左臂，与肩在一条直线上；腿后部、后背及臀部应该在一条直线上，两眼注视向上伸展的左手拇指，保持上身挺直保持数秒后还原。另一侧以同样的方法拉伸。

平衡上下压：右侧卧位，右手肘撑地，头放在右手上，左手置于身前作支撑，前臂抵住躯干；留意上面的肩部和着地的肩部、盆骨上侧和着地一侧应调整于同一平面上。想象头顶拉离身体，用延长后颈和脊椎骨，将双腿前置，与躯干成45°；向后转出左腿，至膝盖朝天，脚跟朝地，吸气，往天花板方向抬高左腿，尽量伸展。左侧卧位运动方式同右侧卧位。

树式：站立姿势准备。弯曲左腿，把左脚跟放在右大腿的根部，脚掌放于右大腿内侧，脚趾向下。以右腿保持平衡，平伸手臂，掌心朝下。伸直手臂举过头顶，掌心相对，保持5秒钟，深呼吸，然后放下手臂和左腿，回到站立姿势。左右脚交替进行。

Tips

练习时应尽量掌握"调整重心、放松肌肉、呼吸平稳"的要领，每日练习一次，每次锻炼持续45～60分钟，长期坚持，可以起到很好的塑形、增高作用。

过胖和过瘦都会影响长高

家长要为儿童树立科学的健康观念和体形认识，使其正确认识体重的合理增长及青春期体形的变化。通过合理饮食和积极运动，预防营养不良和超重问题。

我国 6 ~ 18 岁儿童青少年生长迟缓判别标准		
年龄（岁）	男生身高（厘米）	女生身高（厘米）
6	≤ 106.3	≤ 105.7
7	≤ 111.3	≤ 110.2
8	≤ 115.4	≤ 114.5
9	≤ 120.6	≤ 119.5
10	≤ 125.2	≤ 123.9
11	≤ 129.1	≤ 128.6
12	≤ 133.1	≤ 133.6
13	≤ 136.9	≤ 138.8
14	≤ 141.9	≤ 142.9
15	≤ 149.6	≤ 145.4
16	≤ 155.1	≤ 146.8
17	≤ 156.8	≤ 147.3
18	≤ 157.1	≤ 147.5

营养不良的儿童要在保证能量摄入充足的基础上，增加鱼类、蛋类、瘦肉、豆制品等富含优质蛋白质食物的摄入，经常食用奶及奶制品，每天吃新鲜的蔬菜和水果；保证一日三餐，纠正偏食、挑食和过度节食等不健康的饮食行为，并保持适宜的身体活动。有些青春期女生为了追求"苗条"体形而盲目节食，这会导致内分泌失调，甚至患病。家长要对青春期女生加强引导，树立正确的体形认知，适应青春期体形变化，保持体重的合理增长。

已经超重的儿童，在保证正常生长发育的前提下，调整膳食结构、控制总能量摄入，减少高脂肪、高能量食物的摄入；做到食物多样，适当多吃杂粮、蔬菜、水果及豆制品；矫正不健康的饮食行为，合理安排三餐，避免吃零食、喝含糖饮料，同时，逐步增加运动频率和强度，养成运动生活化的习惯，减少久坐。

关爱满分，避免儿童出现心理性矮小

"心理性矮小症"是指儿童缺乏父母的爱抚，精神上受到压抑，致使儿童生长发育产生了障碍而出现的矮小症。很多身处离异家庭或者家庭环境恶劣的儿童生长发育会比较慢。爱抚的缺乏、精神上的压力和心灵上的创伤都会导致神经、内分泌等功能紊乱，致使生长激素、甲状腺素等有助于长高的激素分泌减少，从而引起儿童的生长发育障碍。

心理性矮小症是近年来在欧美国家儿童疾病中发病率较高的一种新的"流行病"，我国每年矮小症患者中，大概 2% 为心理性矮小症。这种疾病的出现与离婚率高有着密切的关系。此外，部分常年不在父母身边、由老人带大的儿童也容易出现这样的情况，但因为对身高影响不大或家人没重视，治疗的人并不多。

心理性矮小症是可逆的，当儿童的心理负担卸去，还能正常长高。很多家长在发现儿童矮小后，首先想到的是营养和疾病因素，给儿童补这个、补那个，其实儿童需要的也许只是父母的关心、减轻作业负担、保证充足的睡眠和运动。父母的关爱是最好的"增高剂"，一旦发现儿童得了这种病，并不需要马上用药，通过心理辅导、父母的充分关爱和适当运动就能好转。

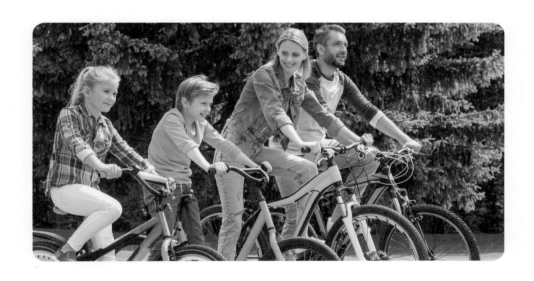

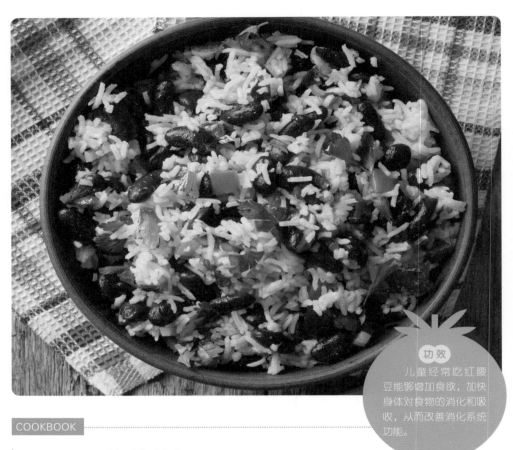

功效

儿童经常吃红腰豆能够增加食欲，加快身体对食物的消化和吸收，从而改善消化系统功能。

COOKBOOK

红腰豆蔬菜蒸饭

材料

水发大米	150克
熟红腰豆	80克
彩椒	50克
香菜	少许
生抽	适量

做法

1. 彩椒切块；香菜切碎。

2. 取一个碗，倒入大米，加入适量清水。

3. 加入生抽、熟红腰豆，搅拌均匀，放入彩椒块，拌均匀。

4. 蒸锅中加入适量清水烧开，放上碗，加盖，中火蒸40分钟至熟。

5. 揭盖，取出蒸好的饭，撒上香菜碎即可。

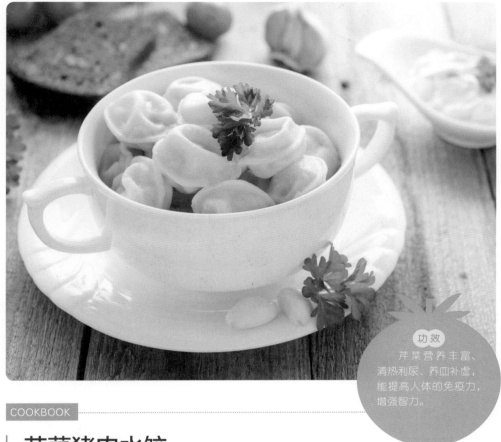

功效
芹菜营养丰富、
清热利尿、养血补虚，
能提高人体的免疫力，
增强智力。

芹菜猪肉水饺

材料

芹菜·····················100 克

肉末·······················90 克

饺子皮···················95 克

姜末·······················少许

葱花·······················少许

盐·····························3 克

五香粉·····················3 克

生抽·······················5 毫升

食用油·····················适量

做法

1. 芹菜切碎，撒上少许盐腌 10 分钟，倒入漏勺中，压掉多余的水分。将芹菜碎、姜末、葱花倒入肉末中，加入五香粉、生抽、盐、食用油拌均匀，制成馅料。

2. 备好一碗清水，用手指蘸上少许清水，往饺子皮边缘涂抹一圈。往饺子皮中放上少许的馅料，将饺子皮对折，两边捏紧，制成饺子生坯，放入盘中待用。

3. 锅中加入适量清水烧开，倒入饺子生坯搅拌片刻，防止其相互粘连，煮开后再煮 3 分钟，加盖，用大火煮 2 分钟，饺子上浮后捞出，放上芹菜叶点缀即可。

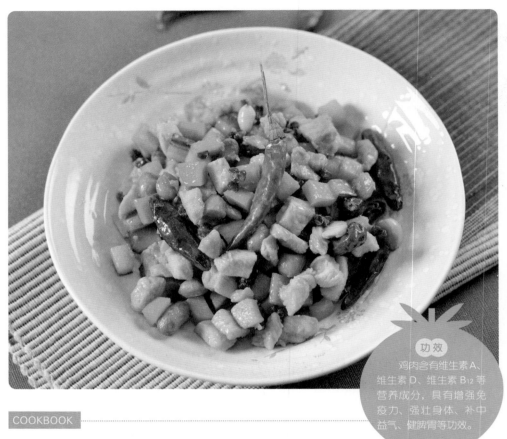

功效

鸡肉含有维生素A、维生素D、维生素B$_{12}$等营养成分，具有增强免疫力、强壮身体、补中益气、健脾胃等功效。

宫保鸡丁

材料

鸡胸肉	270 克	葱段	少许
胡萝卜	180 克	盐	3 克
黄瓜	100 克	白糖	3 克
熟花生米	30 克	番茄酱	7 克
干辣椒	少许	水淀粉	适量
蒜末	少许	食用油	适量
花椒	少许		

做法

1. 黄瓜、胡萝卜切丁；鸡胸肉切丁。

2. 鸡肉丁中加盐、水淀粉、食用油，腌入味。

3. 锅中加水烧开，加食用油、盐、胡萝卜丁，焯至断生后捞出。

3. 用油起锅，倒入干辣椒、花椒爆香，倒入鸡肉丁炒至变色，放入蒜末、葱段、胡萝卜丁、黄瓜丁炒软。

4. 加入熟花生米、番茄酱、白糖、盐调味，倒入水淀粉炒匀即可。

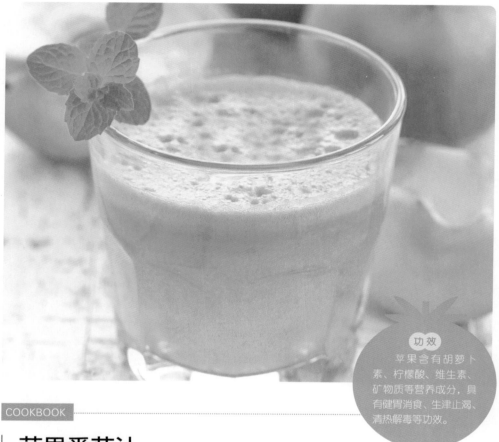

功效
苹果含有胡萝卜
素、柠檬酸、维生素、
矿物质等营养成分，具
有健胃消食、生津止渴、
清热解毒等功效。

苹果番茄汁

材料

苹果 ·····················35克

番茄 ·····················60克

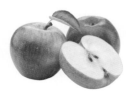

做法

1. 苹果削去果皮，切开，去除果核，切小块，改切成小丁，备用。

2. 番茄切开，去蒂，切小块，再切成丁，放入盘中，备用。

3. 取榨汁机，选择搅拌刀座组合，倒入切好的番茄丁、苹果丁，加入少许温开水。

4. 盖上盖，榨取蔬果汁。

5. 倒出榨好的蔬果汁，装入杯中即可。

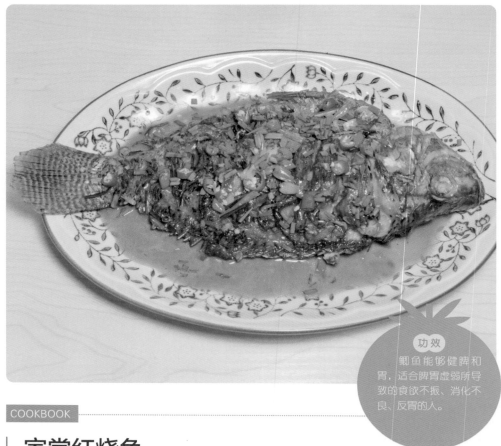

功效

鲫鱼能够健脾和胃，适合脾胃虚弱所导致的食欲不振、消化不良、反胃的人。

家常红烧鱼

材料

鲫鱼 ·····················1 条

小米椒·················35 克

姜丝 ·····················少许

葱花 ·····················少许

盐·····················2 克

料酒 ·············12 毫升

生抽 ···············5 毫升

水淀粉·················适量

食用油·················适量

做法

1. 小米椒切小块；鲫鱼洗净，两面切花刀。

2. 用油起锅，放入鲫鱼煎至两面金黄，盛出备用。

3. 油锅中放入姜丝、葱花爆香，放入小米椒块炒匀，淋入料酒、生抽炒香，加盐调味，放入鲫鱼，加入适量清水，盖上盖，小火焖煮 15 分钟。

4. 揭盖，转大火收汁，用水淀粉勾芡，盛出，撒上葱花即可。

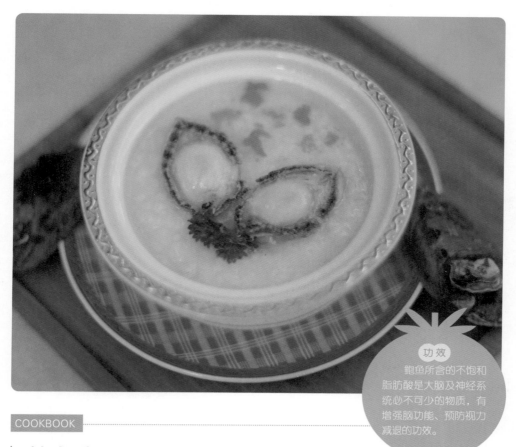

功效
鲍鱼所含的不饱和脂肪酸是大脑及神经系统必不可少的物质，有增强脑功能、预防视力减退的功效。

鲍鱼粥

材料

水发大米 ················ 适量

鲍鱼 ···················· 200 克

胡萝卜 ··················· 50 克

盐 ······················ 3 克

水淀粉 ··················· 3 克

食用油 ··················· 适量

香菜 ····················· 少许

做法

1. 胡萝卜切小块。

2. 收拾干净的鲍鱼装入碗中，放入盐、水淀粉，拌均匀，腌 15 分钟。

3. 砂锅加入清水烧开，倒入水发大米、食用油，煲 30 分钟至大米熟透，倒入胡萝卜块，煮 5 分钟至食材熟透，加入鲍鱼，搅拌均匀，煮沸后加入盐调味。

4. 把煮好的粥盛出，装入碗中，再用香菜点缀即可。

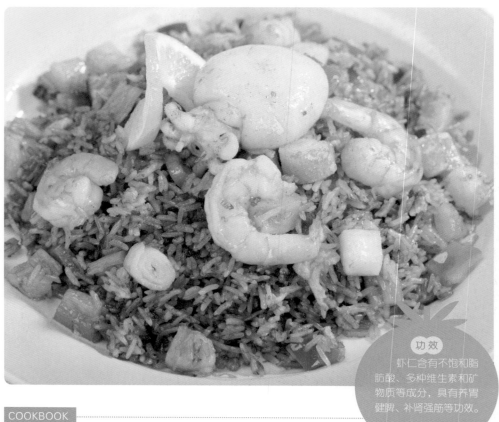

功 效

虾仁含有不饱和脂肪酸、多种维生素和矿物质等成分，具有养胃健脾、补肾强筋等功效。

海鲜炒饭

材料

隔夜米饭	220 克
虾仁	100 克
墨鱼仔	80 克
青椒	20 克
红椒	20 克
洋葱	30 克
柠檬片	适量
生抽	5 毫升
盐	2 克
食用油	适量

做法

1. 处理好的青椒、红椒、洋葱切成小块，待用。

2. 热锅放油烧热，倒入青椒块、红椒块爆香，倒入虾仁、墨鱼仔、洋葱块、柠檬片，炒香。

3. 倒入备好的隔夜米饭，翻炒松散。

4. 加入生抽、盐，翻炒调味。

5. 关火，将炒好的饭盛出装入盘中即可。

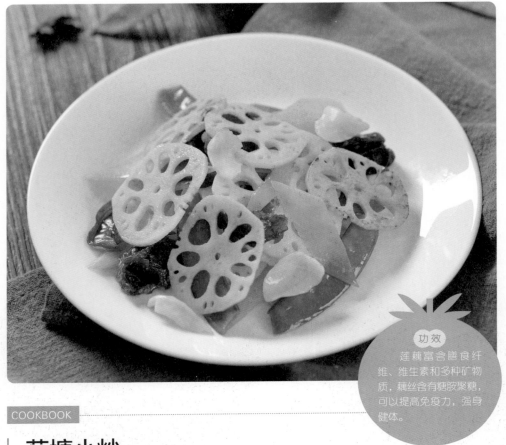

功效
莲藕富含膳食纤维、维生素和多种矿物质，藕丝含有糖胺聚糖，可以提高免疫力，强身健体。

荷塘小炒

材料

荷兰豆··············130 克

莲藕··················180 克

胡萝卜···············50 克

荸荠··················50 克

水发木耳··············30 克

蒜末··················少许

葱段··················少许

盐····················2 克

水淀粉···············5 毫升

食用油···············适量

做法

1. 胡萝卜、荸荠、莲藕切片；水发木耳撕成小朵。

2. 锅中加入清水烧开，放盐、食用油、莲藕片、荷兰豆、胡萝卜片、荸荠片、木耳，搅拌均匀，煮 1 分钟至断生，把焯好的食材捞出，沥干水分。

3. 用油起锅，倒入蒜末、葱段爆香，倒入莲藕片、荷兰豆、胡萝卜片、荸荠片、木耳炒匀。

4. 加入盐、水淀粉，炒匀，将炒好的菜肴盛出，装入盘中即可。

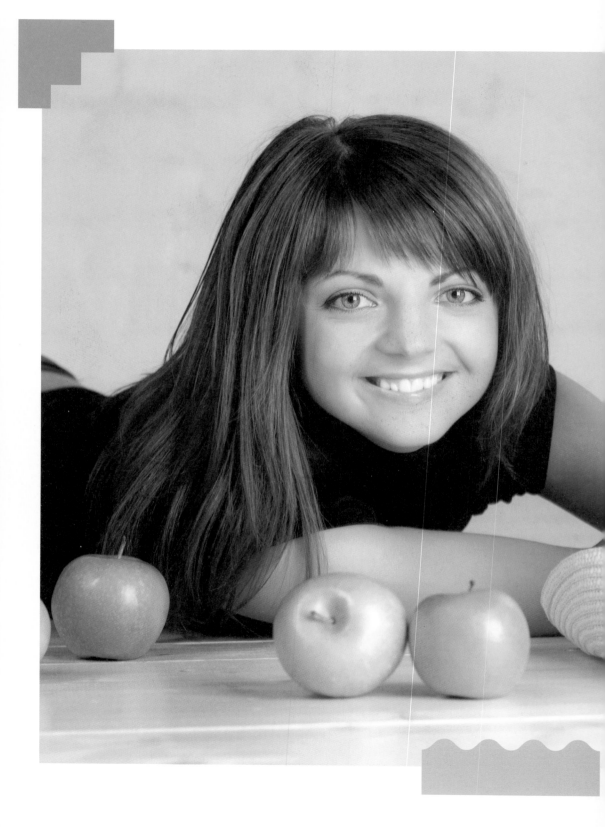

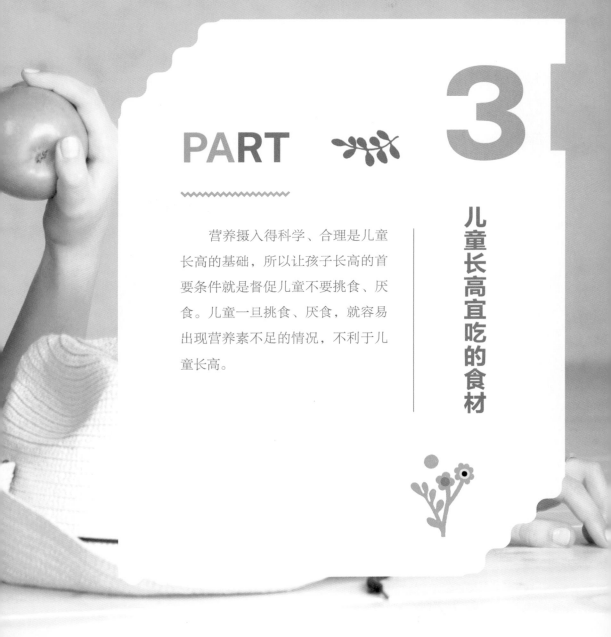

PART

3

营养摄入得科学、合理是儿童长高的基础，所以让孩子长高的首要条件就是督促儿童不要挑食、厌食。儿童一旦挑食、厌食，就容易出现营养素不足的情况，不利于儿童长高。

儿童长高宜吃的食材

牛奶【补钙、易消化吸收】

长高关键词：钙、磷、蛋白质

钙是人体含量最多的矿物质，适量的钙维持着神经、肌肉的正常功能。磷存在于人体所有的细胞当中，是构成骨骼、牙齿等结构的必需物质。适量摄入磷对儿童的生长发育和能量代谢是必不可少的。食物中钙磷比例约为2：1时，人体对于钙质的吸收率最高。

牛奶中含有丰富的蛋白质、脂肪、维生素和矿物质等营养物质。乳蛋白中含有人体必需的氨基酸；乳脂肪多为短链和中链脂肪酸，极易被人体吸收；钾、磷、钙等矿物质配比合理，易于人体吸收。

食用注意

牛奶最好温热饮用，高温蒸煮会破坏其营养价值。

肾病、肠胃病患者不宜过多饮用，脾胃虚寒、痰湿积饮者慎服。

乳糖不耐受的人不建议空腹喝牛奶，建议选用无乳糖牛奶或酸奶，或吃点儿馒头、饼干、面包之类的食物之后再喝牛奶。

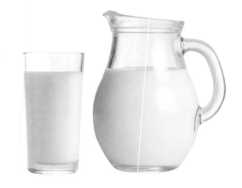

营养成分表	
每 100 克所含基础营养素	
总热量	65.00 千卡
蛋白质	3.30 克
脂肪	3.60 克
碳水化合物	4.90 克
膳食纤维	—
维生素 A	54.00 微克视黄醇当量
维生素 C	—
维生素 E	0.13 毫克
胡萝卜素	—
烟酸	0.11 毫克
钙	107.00 毫克
铁	0.30 毫克
锌	0.28 毫克
磷	90.00 毫克

最佳搭配

√ 牛奶 + 燕麦片 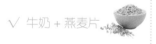	燕麦片和牛奶搭配食用可有利于蛋白质、膳食纤维、维生素及多种微量元素的吸收。
√ 牛奶 + 木瓜 	木瓜能促进消化、美容养颜，牛奶可养胃，两者搭配食用可促进肠胃健康、延缓衰老。

注：1 千卡约等于 4200 焦耳。

酸奶 【增加食欲】

长高关键词：钙

酸奶能促进消化液的分泌，增强儿童的消化能力，促进食欲。酸奶中含丰富的蛋白质、维生素和矿物质，是重要的补钙食物，对儿童长高很有好处。在发酵过程中，酸奶中的乳糖、蛋白质和脂肪被分解为半乳糖、氨基酸和脂肪酸，所以乳糖不耐受及消化功能差的儿童适宜饮用酸奶。

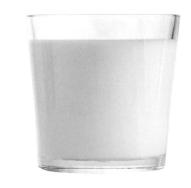

食用注意

挑选好的酸奶首先要看蛋白质的含量。纯酸奶的蛋白质含量应在 2.9% 以上，风味酸奶的蛋白质含量应在 2.3% 以上，如果低于这个标准就属于饮料了。

其次看脂肪含量。全脂酸奶比较适合年龄小的儿童饮用；2 岁以后，有减脂需求或超爱吃奶制品的宝宝，可以尝试低脂酸奶；5 岁以前，不建议选择脱脂酸奶。

再次看碳水化合物含量。最好不额外添加糖。

最后看配料表。配料越少越好，不要有代糖，只有生牛乳和发酵菌种最好。

营养成分表	
每 100 克所含基础营养素	
总热量	86.00 千卡
蛋白质	3.00 克
脂肪	2.60 克
碳水化合物	12.90 克
膳食纤维	—
维生素 A	23.00 微克视黄醇当量
维生素 C	1.30 毫克
维生素 E	0.12 毫克
烟酸	0.09 毫克
钙	128.00 毫克
铁	0.40 毫克
锌	0.43 毫克
磷	76.00 毫克

最佳搭配

√ 酸奶 + 黑芝麻		黑芝麻富含蛋白质、铁、钙、磷等，有补肝益肾的功效。黑芝麻和酸奶一起食用，不仅能给儿童补充充足的钙质，还有益儿童肠胃健康。
√ 酸奶 + 玉米		玉米搭配酸奶食用，既能给儿童补充丰富的营养，又能调节肠道菌群，防治便秘。

鸡蛋 【健脑益智，营养佳品】

长高关键词：蛋白质、卵磷脂

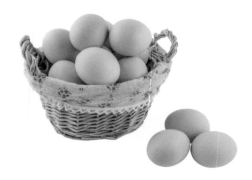

鸡蛋中含有人体必需的八种氨基酸，并与人体蛋白的组成极为相近，人体对鸡蛋中的蛋白质吸收率高达98%，其含有的蛋白质是最全面的蛋白质，有利于促进儿童生长发育，对儿童长高很有帮助。蛋黄中含有丰富的卵磷脂、胆碱，能促进大脑发育，有益大脑功能。同时，胆碱对提高记忆力、反应力都很有帮助。

食用注意

白水煮鸡蛋最有利于吸收营养，煮鸡蛋的时候不要煮得过久，也不宜做成茶叶蛋，否则对肠胃不好。炒鸡蛋鲜香味美，但不宜放太多油，也可在炒完之后将油滤出，再伴以其他食材烹饪。

选购和保存鸡蛋时应注意，选购时用拇指和中指捏住鸡蛋摇晃，好的鸡蛋没有声音，若室温在20℃左右，鸡蛋大概可保鲜一周，如果放在冰箱里保存，最多保鲜半个月。

营养表	
每100克所含基础营养素	
总热量	139.00 千卡
蛋白质	13.10 克
脂肪	8.60 克
碳水化合物	2.40 克
膳食纤维	—
维生素 A	255.00 微克视黄醇当量
维生素 C	—
维生素 E	1.14 毫克
胡萝卜素	—
烟酸	0.20 毫克
钙	56.00 毫克
铁	1.60 毫克
锌	0.89 毫克
磷	130.00 毫克

最佳搭配

√ 鸡蛋 + 番茄		鸡蛋富含营养却不含维生素 C，与富含维生素 C 的番茄搭配，可让营养更加全面。
√ 鸡蛋 + 韭菜	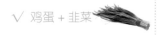	韭菜具有理气活血的功效。鸡蛋和韭菜搭配食用，能增进食欲、活血散瘀。

虾 【促进骨骼生长发育】

长高关键词：蛋白质、钙

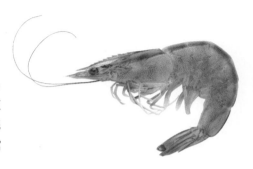

虾的肉质松软，易消化且营养丰富，其含有优质蛋白质及多种维生素和矿物质。儿童经常吃虾，可促进大脑和神经系统发育，提高智力和学习能力，还有助于补充钙质，促进骨骼生长发育。虾中含有丰富的镁，可以调节心脏活动，促进血液循环，保护儿童的心血管系统。

虾皮也是一种含钙量非常高的食品，虽然它的个头小，但是所含的钙质很高，可以促进儿童骨骼生长，对长高很有帮助。

食用注意

虾有温补肾气的功效，对于先天不足、体质虚寒的儿童有一定补益效果，所以脾胃虚弱、消化不良的儿童可经常吃虾。虾的头和肠中有害物质较多，应处理干净后再烹调。

烹调虾之前，先用泡桂皮的沸水把虾烫一下，味道会更鲜美，煮虾的时候滴少许醋，可让煮熟的虾壳鲜亮，吃的时候，虾壳和虾肉也较容易分离。

营养表	
每 100 克所含基础营养素	
总热量	79.00 千卡
蛋白质	16.80 克
脂肪	0.60 克
碳水化合物	1.50 克
膳食纤维	—
维生素 A	—
维生素 C	—
维生素 E	2.79 毫克
胡萝卜素	—
烟酸	1.90 毫克
钙	146.00 毫克
铁	3.00 毫克
锌	1.44 毫克
磷	196.00 毫克

最佳搭配

√ 虾 + 葱	葱的加入起到了去腥增香的作用，而且不会夺去虾的鲜美，好吃、开胃又有营养。
√ 虾 + 香菜	香菜有醒脾和中、益气开胃的功效，和虾搭配食用可以保护心血管、健脾开胃。

三文鱼 【促进生长激素合成】

长高关键词：二十二碳六烯酸（DHA）、二十碳五烯酸（EPA）

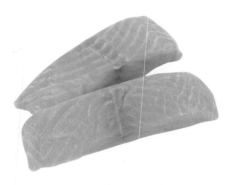

　　三文鱼含有丰富的维生素 D，儿童食用三文鱼能够加快钙物质的吸收，对儿童生长发育很有帮助。

　　三文鱼富含 ω–3 系多不饱和脂肪酸。不饱和脂肪酸是保证细胞正常生理功能不可缺少的元素，DHA 和 EPA 对儿童脑神经细胞发育和视觉发育起到至关重要的作用。

食用注意

　　三文鱼不需要烹调得特别熟，否则营养会部分流失，只需八九分熟即可，这样既味道鲜美，又可去除腥味。三文鱼可煮、蒸或者煎，能保存较多的营养。三文鱼的鱼子营养价值很高，可以用来制作鱼子酱。

　　新鲜的三文鱼最多可以冷藏 2 天。最好食用当天购买。

营养成分表	
每 100 克所含基础营养素	
总热量	139.00 千卡
碳水化合物	—
蛋白质	17.20 克
脂肪	7.80 克
膳食纤维	—
维生素 A	45.00 微克视黄醇当量
维生素 C	—
维生素 E	0.78 毫克
烟酸	4.40 毫克
钙	13.00 毫克
铁	0.30 毫克
锌	1.11 毫克
磷	154.00 毫克

最佳搭配

√ 三文鱼 + 豆腐 　二者都富含优质蛋白质和钙，有助于儿童骨骼的发育和生长。

√ 三文鱼 + 柠檬 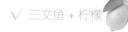 　三文鱼有补虚劳、健脾胃、暖胃和中的功效，柠檬有解暑开胃的作用，两者搭配食用可加强健脾胃的功效。

牡蛎 【促进生长发育】

长高关键词：锌

　　牡蛎是含锌量最多的天然食品之一，欧洲人称其为"海洋的牛奶"。牡蛎具有降血压、预防动脉粥样硬化和滋阴养血、促进生长发育、增强免疫力等功效。常给儿童吃牡蛎，可以促进儿童骨骼发育，强身健体。

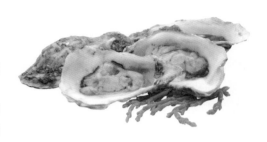

　　牡蛎还是补钙的优质食品。它含磷丰富，由于钙被身体吸收时需要磷的帮助，所以有助于钙的吸收。

食用注意

　　因牡蛎性凉，体虚胃寒者不宜多食，但可在食用时放入花椒、生姜等调料，能适当去其凉性。

　　牡蛎可煲汤，也可蒸食，新鲜的牡蛎还可生食（儿童不宜生食），味道特别鲜美。患有急慢性皮肤病者忌食；脾胃虚寒、慢性腹泻、便溏者不宜多吃。

营养成分表	
每 100 克所含基础营养素	
总热量	73.00 千卡
碳水化合物	8.20 克
蛋白质	5.30 克
脂肪	2.10 克
膳食纤维	—
维生素 A	27.00 微克视黄醇当量
维生素 C	—
维生素 E	0.81 毫克
胡萝卜素	—
烟酸	1.40 毫克
钙	131.00 毫克
铁	7.10 毫克
锌	9.39 毫克
磷	115.00 毫克

最佳搭配

√ 牡蛎 + 生姜	牡蛎含有钙、锌等多种元素，对儿童因缺锌导致的厌食症状有一定的改善作用；心神不安、失眠的儿童多食用牡蛎，能改善症状。
√ 牡蛎 + 鸡蛋	两者搭配食用，可补充丰富的维生素 A、钙、锌和硒，有利于保护学龄前儿童的视力，促进骨骼生长发育，提高免疫力。

扇贝 【促进智力与体格发育】

长高关键词：锌、硒

　　扇贝高蛋白、低脂肪，富含锌和硒，对儿童生长发育比较有利。锌能促进维生素 A 的利用与代谢、参与免疫器官胸腺的发育与维持其功能、促进智力与体格发育等。硒有利于提高免疫力、有助于排出体内毒素、提高视力。

　　常吃扇贝可健脑明目，预防近视的发生和发展，还可促进胃肠蠕动，预防消化不良和儿童便秘。扇贝中的多糖和维生素 E 有很好的抗氧化作用，能够预防自由基对细胞的伤害。

食用注意

　　扇贝性寒凉，脾胃虚寒、易腹泻的儿童不宜食用。

　　选购新鲜扇贝时要看扇贝外壳，鲜活的扇贝外壳紧闭或微张，但用手触碰时迅速闭合，不会闭合的大多是死扇贝。"黄膏""红膏"只是区分扇贝雌雄的标志，"黄膏"是雄体、"红膏"是雌体，不能用来区分扇贝的新鲜度。

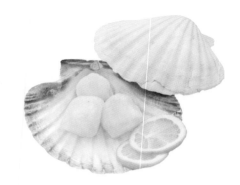

营养成分表	
每 100 克所含基础营养素	
总热量	60.00 千卡
蛋白质	11.10 克
脂肪	0.60 克
碳水化合物	2.60 克
膳食纤维	—
维生素 A	—
维生素 C	—
维生素 E	11.85 毫克
胡萝卜素	—
烟酸	0.20 毫克
钙	142.00 毫克
铁	7.20 毫克
锌	11.69 毫克
磷	132.00 毫克

最佳搭配

√ 扇贝 + 百合		二者同食有利于增进儿童食欲，促进营养物质的消化和吸收，有助于长高。
√ 扇贝 + 玉米粒		二者搭配食用可补充蛋白质和多种维生素，有助于儿童智力发育，还能保护视力、提高免疫力。

海带 【促进骨骼和牙齿的生长】

长高关键词：**碘**

海带含有丰富的岩藻多糖、膳食纤维、碘等营养素，还有牛磺酸、豆油酸、卵磷脂和谷氨酸等健脑因子。学龄前儿童常吃海带，有助于促进智力发育、骨骼和牙齿的生长和坚固，增强机体免疫力，促进胃肠蠕动，预防便秘等。

夏秋季节给儿童吃些海带汤、绿豆汤还有清热消暑、润燥的作用。

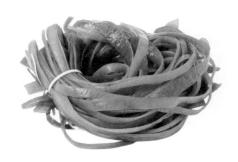

食用注意

海带性偏寒凉，脾胃虚弱、易腹泻的儿童不宜多吃。

海带中可能含有砷，故烹调前应先用清水浸泡 2 ～ 3 小时，中间换 2 ～ 3 次水，但不要浸泡时间过长，最多不超过 6 小时，以免水溶性的营养物质损失过多。

选购海带时，干海带以叶宽厚、色浓绿、无枯萎叶者为佳。选购盐渍海带应观察海带的颜色是否为海带自有的深绿色，以海带体厚者为佳。

营养成分表	
每 100 克所含基础营养素	
总热量	13.00 千卡
蛋白质	1.20 克
脂肪	0.10 克
碳水化合物	2.10 克
膳食纤维	0.50 克
维生素 A	—
维生素 C	—
维生素 E	1.85 毫克
胡萝卜素	—
烟酸	1.30 毫克
钙	46.00 毫克
铁	0.90 毫克
锌	0.16 毫克
磷	22.00 毫克

最佳搭配

√ 海带丝 + 鸡蛋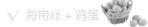
海带富含藻酸等植物性纤维和 50 多种矿物质、维生素，搭配鸡蛋食用，可补充优质蛋白和多种营养素，对生长发育期的儿童十分有帮助。

√ 海带 + 豆腐
海带、豆腐同食，不仅能补充儿童所需的营养，还能提高免疫力。

鲫鱼 【改善造血功能】

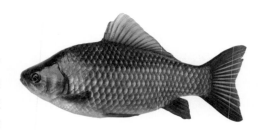

长高关键词：钙、锰、维生素 A

　　鲫鱼可以调理中焦，补益五脏，富含优质蛋白质、不饱和脂肪酸、维生素 A、维生素 B₁、维生素 B₁₂ 和烟酸、钙、磷、铁等成分。其蛋白质符合人体对氨基酸的需求，又很容易消化吸收，对脾胃虚弱、食欲不振、消化不良的学龄前儿童是很好的补益食物。

　　鲫鱼中的锰含量虽然不高，但很容易被人体吸收。锰可以促进骨骼的正常发育，维持脑和神经系统功能，维持脂肪的代谢，并改善造血功能。

　　鲫鱼中的维生素 A 对保护儿童视力、促进儿童长高很有益处。

食用注意

　　鲫鱼营养丰富，但刺较多，应注意烹调方法和儿童食用时的安全。

　　鲫鱼肉嫩味鲜，特别适合做粥和汤，鲫鱼汤不仅味香汤鲜，而且具有较强的滋补作用，特别适合脾胃虚弱、少食乏力、呕吐或腹泻、小便不利的儿童食用。

营养成分表	
每 100 克所含基础营养素	
总热量	108.00 千卡
蛋白质	17.10 克
脂肪	2.70 克
碳水化合物	3.80 克
膳食纤维	—
维生素 A	17.00 微克视黄醇当量
维生素 C	—
维生素 E	0.68 毫克
烟酸	2.50 毫克
钙	79.00 毫克
铁	1.30 毫克
锌	1.94 毫克
磷	193.00 毫克

最佳搭配

√ 鲫鱼 + 鸡蛋		两者同食可温补脾胃，对儿童的生长发育有很好的促进作用。
√ 鲫鱼 + 番茄		番茄鲫鱼汤可以有效促进儿童食欲，促进维生素 C 吸收，有很好的抗氧化作用。

黄鱼 【健脾开胃】

长高关键词: **蛋白质、多不饱和脂肪酸**

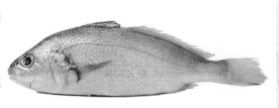

黄鱼有健脾开胃、安神止痢、益气填精的作用。黄鱼中除了含有不饱和脂肪酸，还含有较多的维生素 D、铁、优质蛋白质，对儿童的生长发育很有好处。

黄鱼肉质鲜美，呈"蒜瓣"状，没有细小的鱼刺，其富含促进大脑和神经系统发育的营养物质，特别适合学龄前儿童食用。

食用注意

黄鱼不能生吃，必须熟透以后才能吃，因为黄鱼中含有大量的寄生虫，要经过高温蒸煮以后才会死亡。

黄鱼是发物，而且含有一些过敏性物质，患有哮喘和过敏性疾病的儿童最好不要吃。

营养成分表	
每 100 克所含基础营养素	
总热量	97.00 千卡
蛋白质	17.70 克
脂肪	2.50 克
碳水化合物	0.80 克
膳食纤维	—
维生素 A	10.00 微克视黄醇当量
维生素 C	—
维生素 E	1.13 毫克
胡萝卜素	—
烟酸	1.90 毫克
钙	53.00 毫克
铁	0.70 毫克
锌	0.58 毫克
磷	174.00 毫克

最佳搭配

√ 黄鱼 + 雪里蕻 　两者搭配食用可以摄取更多的优质蛋白质和多种维生素、矿物质、膳食纤维。蒸制能最大限度地保留其中的营养成分。

√ 黄鱼 + 豆腐 　两者都富含多种氨基酸，搭配食用可以补气安神，适合体形消瘦、睡眠不安稳的儿童食用。

鲈鱼 【有助于预防缺铁性贫血】

长高关键词：DHA、铜

鲈鱼富含蛋白质、维生素A、B族维生素、钙、镁、锌、硒等营养元素。鲈鱼中DHA含量远高于其他淡水鱼，是促进儿童智力和骨骼发育非常好的食品。

鲈鱼中还有较多的铜元素，是维持儿童健康必不可少的微量元素，对于血液、大脑及神经系统、免疫系统、皮肤毛发、骨骼，以及多种内脏的发育和功能维持起着重要作用，铜还参与铁元素的吸收与利用过程，所以常吃鲈鱼，有益于预防儿童缺铁性贫血。

食用注意

鲈鱼特别适合脾胃失和、疳积、消化不良、消瘦的儿童食用，用易于消化又能充分保留营养的蒸、炖等方法烹调最佳。

新鲜鲈鱼体表偏青色，鱼鳞有光泽、透亮、无缺损脱落，鳃呈鲜红色，鱼眼清澈透明且不混浊，无损伤痕迹，肉质富有弹性。鲈鱼可去除内脏、洗净擦干，用保鲜膜包好，放入冰箱冷冻保存。

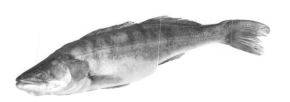

营养成分表	
每100克所含基础营养素	
总热量	105.00 千卡
蛋白质	18.60 克
脂肪	3.40 克
碳水化合物	—
膳食纤维	—
维生素 A	19.00 微克视黄醇当量
维生素 C	—
维生素 E	0.75 毫克
胡萝卜素	—
烟酸	3.10 毫克
钙	138.00 毫克
铁	2.00 毫克
锌	2.83 毫克
磷	242.00 毫克

最佳搭配

√ 鲈鱼 + 丝瓜 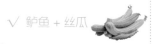	鱼肉富含铁、锌等微量元素，丝瓜中的维生素C和维生素B₁含量较高。二者搭配食用，可清热利温，适合体质虚弱的儿童食用。
√ 鲈鱼 + 鱼丸	鱼丸味道鲜美，多吃不腻，搭配富含蛋白质的鲈鱼，对儿童的骨骼和内脏发育有益。

猪肝 【补铁补血】

长高关键词：铁、维生素 A

　猪肝中含有丰富的微量元素，尤其钙、铁、磷、锌、硒、钾等含量较多，是常用的补血食品，有助于儿童骨骼发育成长。其中的铁以血红素铁的形式存在，在消化吸收过程中不受植酸等因素的阻碍，可以直接被肠道吸收。猪肝中还含有丰富的脂溶性维生素，如维生素 A，有利于保护儿童的眼睛和视神经。

食用注意

　　刚买回的猪肝不要急于烹调，应用水冲洗干净后，放于水中浸泡 30 分钟。烹调时间不能太短，至少应该在急火中炒 5 分钟以上，使猪肝完全变成褐色，看不到血丝为好。

　　新鲜的猪肝呈褐色或紫色，颜色均匀有光泽，其表面或切面没有水泡，用手接触，感觉很有弹性，没有硬结。如果猪肝的颜色暗淡，没有光泽，其表面起皱、萎缩，闻起来有异味，则是不新鲜的。

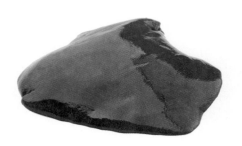

营养成分表	
每 100 克所含基础营养素	
总热量	126.00 千卡
蛋白质	19.20 克
脂肪	4.70 克
碳水化合物	5.00 克
膳食纤维	—
维生素 A	6502.00 微克视黄醇当量
维生素 C	20.00 毫克
维生素 E	—
烟酸	10.11 毫克
钙	6.00 毫克
铁	23.20 毫克
锌	3.68 毫克
磷	243.00 毫克

最佳搭配

√ 猪肝 + 菠菜	猪肝与菠菜搭配，可以很好地保存各自的维生素 C 和维生素 K 含量，对预防贫血有一定作用。
√ 猪肝 + 豆腐	豆腐和猪肝中都含有较多的优质蛋白、钙和铁，有利于儿童的身高与体格的生长。

牛肉【补血益气】

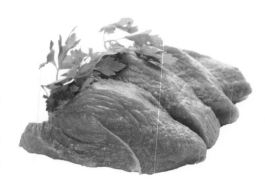

长高关键词：肌氨酸、铁

　　牛肉中的肌氨酸含量比其他食物都高，使它对增长肌肉、强壮骨骼、增强力量和耐受力特别有效。肌氨酸是肌肉燃料之源，可以有效补充三磷酸腺苷，增长肌肉的无氧力量和爆发力。另外，牛肉富含的铁元素是造血必需的矿物质。

食用注意

　　牛肉可炒、蒸、炖、酱、涮、煲汤等，煎和烤这两种烹调方式油太大，不利于肠胃消化吸收，而且在烹饪过程中，温度过高也会损失不少营养。炒牛肉片之前，先将淀粉调稀，淋在牛肉上，拌匀后腌30分钟，可增加牛肉的鲜嫩程度。

　　选购和储存牛肉时应注意，新鲜的牛肉有光泽，红色较均匀，脂肪洁白或呈淡黄色，外表微干或有风干膜，不粘手，弹性好。如不慎买到老牛肉，可急冻再冷藏一两天，肉质可稍微变嫩。

　　若牛肉不易烂，可在烹饪时放一个山楂、一块橘皮或一点儿茶叶可以使其易烂。

营养成分表	
每 100 克所含基础营养素	
总热量	113.00 千卡
碳水化合物	1.30 克
蛋白质	21.30 克
脂肪	2.50 克
膳食纤维	—
维生素 A	4.00 微克视黄醇当量
维生素 C	—
维生素 E	0.83 毫克
胡萝卜素	—
烟酸	4.92 毫克
钙	5.00 毫克
铁	2.30 毫克
锌	5.09 毫克
磷	182.00 毫克

最佳搭配

√ 牛肉 + 芹菜		牛肉与芹菜搭配食用，既补充了优质蛋白质，又补充了膳食纤维，对降低血压也很有功效。
√ 牛肉 + 土豆		牛肉富含蛋白质等营养物质，但缺乏碳水化合物和维生素 C，和土豆搭配食用，可以帮助牛肉弥补营养的不足，帮助人体降低胆固醇的吸收率。

番茄【提高免疫功能】

长高关键词：维生素 C、胡萝卜素

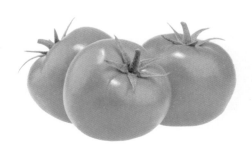

番茄中的维生素 C 含量较丰富，有生津止渴、健胃消食的作用，能提高人体的免疫功能，促进生长发育，预防疾病。

番茄中的胡萝卜素有助于清除体内垃圾，防止毒素感染肠道，还可增加皮肤弹性，促进骨骼钙化，有利于儿童长高，对防治儿童佝偻病、夜盲症、眼干燥症有积极作用。

食用注意

急性肠炎、细菌性痢疾及溃疡活动期病人忌食。

番茄在食用时要清洗干净，否则很容易有农药成分的残留。青色未熟的番茄尽量不要吃，因为其中会有龙葵碱或毒性物质，食入一定量后造成口腔苦涩，且对胃肠黏膜有较强的刺激作用，可能发生头晕、恶心、呕吐、流涎等中毒症状。

营养成分表	
每 100 克所含基础营养素	
总热量	15.00 千卡
碳水化合物	3.30 克
蛋白质	0.90 克
脂肪	0.20 克
膳食纤维	0.50 克
维生素 A	31.00 微克视黄醇当量
维生素 C	14.00 毫克
维生素 E	0.42 毫克
胡萝卜素	375.00 微克
烟酸	0.49 毫克
钙	4.00 毫克
铁	0.20 毫克
锌	0.12 毫克
磷	24.00 毫克

最佳搭配

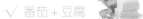

√ 番茄 + 豆腐 　番茄具有生津止渴、健胃消食的作用，与生津润燥、清热解毒的豆腐搭配食用，效果更好。

√ 番茄 + 蜂蜜 　番茄有抗衰老的作用，可使皮肤保持白皙，还有补血、养血的功效，蜂蜜有补虚润燥、滋阴的功效，两者搭配食用可以有补血养颜的作用。

胡萝卜【健脾消食】

维生素 A、钙

胡萝卜是一种质脆味美、营养丰富的家常蔬菜，素有"小人参"之称，具有健脾消食、补肝明目、清热解毒、透疹、降气止咳的功效。胡萝卜含有大量胡萝卜素，这种胡萝卜素的分子结构相当于 2 个分子的维生素 A，进入身体后，在肝脏及小肠黏膜内经过酶的作用，大部分能变成维生素 A，可补肝明目，对预防和治疗夜盲症有极佳的疗效。胡萝卜中，钙含量也较高，多吃胡萝卜还能促进牙齿、骨骼发育。

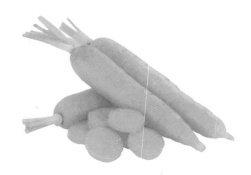

食用注意

焯胡萝卜时一定要注意时间和温度，焯的时间过长、温度过高会使胡萝卜失去清脆的口感。

要选根粗大、芯细小，质地脆嫩、外形完整的胡萝卜，另外，表面光泽、比较重的为佳。将胡萝卜加热，放凉后装入容器保存，冷藏可保鲜 5 天，冷冻可保存 2 个月左右。

营养成分表	
每 100 克所含基础营养素	
总热量	39.00 千卡
碳水化合物	8.10 克
蛋白质	1.00 克
脂肪	0.20 克
膳食纤维	1.10 克
维生素 A	344.00 微克视黄醇当量
维生素 C	13.00 毫克
维生素 E	0.41 毫克
胡萝卜素	4139.00 毫克
烟酸	0.60 毫克
钙	32.00 毫克
铁	1.00 毫克
锌	0.23 毫克
磷	27.00 毫克

最佳搭配

√ 胡萝卜 + 肉类	胡萝卜富含的维生素 A 为脂溶性物质，与富含脂肪的肉类搭配食用，可提高维生素 A 的吸收利用率，从而更好地保护胃黏膜，防治胃溃疡。
√ 胡萝卜 + 绿豆芽	胡萝卜能清热解毒，绿豆芽有瘦身降脂的功效，两者搭配食用可达到排毒瘦身的效果。

西蓝花 【增加食欲，促进发育】

长高关键词：胡萝卜素，维生素C

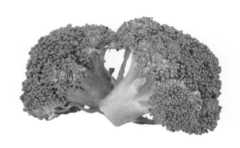

西蓝花含丰富的胡萝卜素，可以促进胃肠的消化吸收。西蓝花含维生素C含量比菠菜、番茄、芹菜都多，不但有利于儿童的生长发育，还能提高儿童的免疫功能，促进肝脏解毒，增强儿童的体质，增强抗病能力。

儿童常吃西蓝花，可促进生长、维持牙齿及骨骼正常、保护视力、提高记忆力。西蓝花中还含有类黄酮物质，能防止病菌感染，对儿童健康起到保护作用。

食用注意

西蓝花富含膳食纤维、维生素C等，适宜有口干口渴、消化不良、食欲不振、大便干结的人食用。肥胖、体内缺乏维生素K的人也比较适宜食用。

西蓝花焯水后凉拌或者快炒食用比较好，能较好地保留营养成分和其脆嫩的口感。

营养成分表	
每100克所含基础营养素	
总热量	27.00 千卡
碳水化合物	3.70 克
蛋白质	3.50 克
脂肪	0.60 克
膳食纤维	—
维生素A	13.00 微克视黄醇当量
维生素C	56.00 毫克
维生素E	0.76 毫克
胡萝卜素	151.00 微克
烟酸	0.73 毫克
钙	50.00 毫克
铁	0.90 毫克
锌	0.46 毫克
磷	61.00 毫克

最佳搭配

√ 西蓝花 + 胡萝卜 　西蓝花和胡萝卜均富含胡萝卜素，两者搭配同食可预防消化系统疾病。

√ 西蓝花 + 番茄 　西蓝花可防癌、抗癌，番茄中的番茄红素更是一种强抗氧化剂，两者同食能起到协同抗癌的作用，可有效对抗胃癌、结肠癌。二者同食还能为儿童提供丰富的维生素C，促进骨骼生长，有利于长高。

菜花 【提高免疫力】

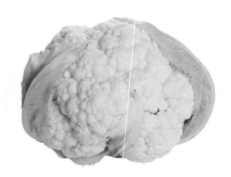

长高关键词：维生素 C

菜花的维生素 C 含量极高，不但有利于儿童的生长发育，还能促进肝脏解毒，增强人的体质，增加抗病能力，提高人体的免疫功能。

菜花中含有丰富的钙。钙是骨骼发育的必须元素，只有钙元素供应充沛，儿童的骨骼才能健康生长。

食用注意

菜花容易生菜虫，而且常有农药残留，所以在炒菜前，最好将菜花放在盐水里浸泡十分钟，以免对儿童健康造成威胁。另外，在食用时要督促儿童多咀嚼几下，更利于消化和营养的吸收。

为了减少维生素 C 的损失，烹调时不要煮得过烂，可采用沸水焯过后，急火快炒，调味后迅速出锅的做法。也可烹制成汤菜，以保持其有益成分和清香脆嫩的口感。

宜选择花球周边未散开，无异味、无毛花、叶子无萎黄的菜花。菜花最好即买即吃，尽量避免存放三天以上。

营养成分表	
每 100 克所含基础营养素	
总热量	20.00 千卡
蛋白质	1.70 克
脂肪	0.20 克
碳水化合物	4.20 克
膳食纤维	2.10 克
维生素 A	1.00 微克视黄醇当量
维生素 C	32.00 毫克
维生素 E	—
胡萝卜素	11.00 微克
烟酸	0.32 毫克
钙	31.00 毫克
铁	0.40 毫克
锌	0.17 毫克
磷	32.00 毫克

最佳搭配

√ 菜花 + 土豆	搭配食用能和胃调中、健脾益气、理气消食、清热解毒、爽喉开音，适用于小儿脾胃虚弱、食滞不化、声音嘶哑等症。
√ 菜花 + 青椒	搭配食用能增强机体的免疫力，增强食欲，增强体力。适用于小儿体质瘦弱、怠倦无力、食欲不振等症。

小白菜 【促进肠道蠕动】

长高关键词：**膳食纤维，钙元素**

小白菜含有丰富的膳食纤维，能通利肠胃，促进肠道蠕动，排除体内的毒素，对预防小儿便秘有重要作用。

小白菜中所含的钙、磷等矿物质可促进骨骼、牙齿的发育，加速人体新陈代谢，增强身体的造血功能，是防治维生素 D 缺乏（佝偻病）的理想蔬菜，适量食用对儿童的健康有益。

食用注意

小白菜做菜汤食用可利于减肥。小白菜所含营养价值与白菜相近似，但是钙的含量要远高于白菜。

已做熟的小白菜放置过夜会产生亚硝酸盐等有害物质，不宜食用，因此在烹制时要控制好量。

挑选时最好挑选叶色较青、新鲜、无菱蔫、无虫害的小白菜。冬天可装入无毒塑料袋内保存，小白菜包裹后冷藏只能维持 2～3 天，如连根一起储藏，可延长 1～2 天。

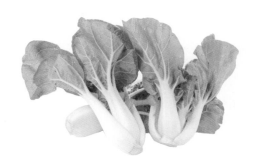

营养成分表	
每 100 克所含基础营养素	
总热量	14.00 千卡
蛋白质	1.50 克
脂肪	0.30 克
碳水化合物	2.40 克
膳食纤维	—
维生素 A	154.00 微克视黄醇当量
维生素 C	64.00 毫克
维生素 E	0.40 毫克
胡萝卜素	1853.00 微克
烟酸	—
钙	117.00 毫克
铁	1.30 毫克
锌	0.23 毫克
磷	26.00 毫克

最佳搭配

√ 小白菜 + 虾仁 　两者同食能润肠通便、补肾强筋、健脾益胃。适用于小儿身乏无力、体倦、便秘、食欲不振等症。

√ 小白菜 + 滑子菇 　两者搭配食用能通利肠胃，清热解毒，促进骨骼生长发育。适用于小儿便秘、营养不良等症。

芥蓝 【增进食欲，促消化】

长高关键词：有机碱

芥蓝富含维生素、胡萝卜素和钙、铁、磷、钾、钠、镁、铜、锌、锰、硒等矿物质，还有蛋白质、碳水化合物及脂肪。

芥蓝中含有苦味的有机碱，这种成分能刺激人的味觉神经，促进食欲，加快胃肠蠕动，有助消化，对儿童的生长发育极为有益。

芥蓝还有另一种独特的苦味成分——奎宁（金鸡纳霜），它能抑制人体过度兴奋的体温中枢，起到消暑解热的作用。

食用注意

芥蓝有苦涩味，在炒菜时加入少量的糖和酒，可以改善口感。另外，芥蓝营养较为全面，对有食欲不振、消化不良、便秘等症状的儿童，有较好的治疗效果。适当地食用芥蓝能消暑解热，由于其性质辛燥，过多食用反而效果不好，所以要特别注意。

选购芥蓝时，以茎部直挺、无萎软和伤缺，叶色翠绿新鲜、叶片完整、洁净为佳。贮存在室内阴凉干燥之处即可。

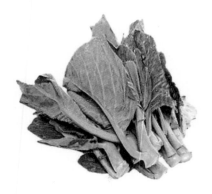

营养成分表	
每 100 克所含基础营养素	
总热量	24.00 千卡
蛋白质	3.10 克
脂肪	0.30 克
碳水化合物	4.10 克
膳食纤维	1.60 克
维生素 A	—
维生素 C	37.00 毫克
维生素 E	—
胡萝卜素	—
烟酸	0.68 毫克
钙	121.00 毫克
铁	1.00 毫克
锌	0.40 毫克
磷	52.00 毫克

最佳搭配

√ 芥蓝 + 鸡胸肉	两者搭配食用能利尿化痰、清心明目、滋补强身。适用于小儿体质虚弱、营养不良、咳嗽痰多等症。
√ 芥蓝 + 豆腐	两者搭配食用可清热解毒、生津润燥、润肠补虚、调和脾胃。适用于小儿脾胃虚弱、身乏无力、怠倦、烦热口渴等症。

菠菜 【补铁、促进发育】

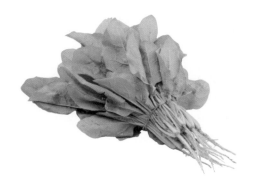

长高关键词： 膳食纤维，胡萝卜素

菠菜含有大量的植物膳食纤维，具有促进肠道蠕动的作用，利于排便，且能促进胰腺功能，帮助消化，对预防和治疗小儿便秘有疗效。

菠菜中还含有大量的抗氧化剂，如维生素 E 和硒元素，具有抗衰老、促进细胞增殖的作用，也能促进儿童发育。

菠菜中所含的胡萝卜素可在人体内转变成维生素 A，能维护正常视力和机体上皮细胞的健康，提高预防传染病的能力，促进儿童生长发育。

菠菜中铁元素的含量较高。铁元素是机体血红蛋白不可或缺的重要成分，能预防贫血。

食用注意

菠菜中含有草酸，如果直接食用会影响人体对钙物质的吸收，所以食用之前最好是用热水焯一下，能破坏掉菠菜中的草酸，防止它形成人体难以吸收的草酸钙。

营养成分表	
每 100 克所含基础营养素	
总热量	28.00 千卡
蛋白质	2.60 克
脂肪	0.30 克
碳水化合物	4.50 克
膳食纤维	1.70 克
维生素 A	243.00 微克视黄醇当量
维生素 C	32.00 毫克
维生素 E	1.74 毫克
胡萝卜素	2920.00 微克
烟酸	0.60 毫克
钙	66.00 毫克
铁	2.90 毫克
锌	0.85 毫克
磷	47.00 毫克

最佳搭配

∨ 菠菜 + 鸡胸肉 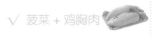	两者搭配烹饪，营养丰富、美味可口，能补虚强身、通利肠胃、健脾益气。适用于小儿体虚瘦弱、身乏无力、食欲不振等症。
∨ 菠菜 + 蘑菇	两者搭配食用能强筋健骨、补虚强身、通利肠胃、降压降脂。适用于小儿体质虚弱、便秘等症。

南瓜【多糖促进生长发育】

长高关键词：果胶、维生素 A

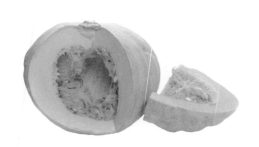

南瓜中果胶的成分较高。果胶具有很好的吸附性，能消除体内细菌毒素和其他有害物质，如重金属中的铅、汞和放射性元素，起到解毒作用。

南瓜含有丰富的胡萝卜素、维生素 A，可维护上皮细胞黏膜的完整性，呵护上呼吸道健康。南瓜所含的多糖能提高儿童免疫力、抗感染，有利于增高助长。

食用注意

南瓜一般和肉类一起炖食，更有利于营养析出，营养吸收会更好。

烹饪时可不去皮，因为南瓜皮中含有丰富的胡萝卜素和维生素，连皮烹饪有利于营养的释放，如果吃不惯皮，可连皮一起烹饪，在吃的时候再去皮。

南瓜所含的类胡萝卜素耐高温，加油脂炒熟，更有助于人体吸收。

营养成分表	
每 100 克所含基础营养素	
总热量	23.00 千卡
蛋白质	0.70 克
脂肪	0.10 克
碳水化合物	5.30 克
膳食纤维	0.80 克
维生素 A	74.00 微克视黄醇当量
维生素 C	8.00 毫克
维生素 E	0.36 毫克
胡萝卜素	890.00 微克
烟酸	0.40 毫克
钙	16.00 毫克
铁	0.40 毫克
锌	0.14 毫克
磷	24.00 毫克

最佳搭配

√ 南瓜 + 鸡蛋　两者搭配食用能补虚强身、消炎止痛、润肠通便、润肺利咽。适用于小儿体质虚弱、营养不良、便秘等症。

√ 南瓜 + 包菜　两者搭配食用能补骨髓、壮筋骨、益心力、补虚、增强机体免疫力。适用于小儿身乏无力、倦怠、体质虚弱等症。

豌豆 【促进消化】

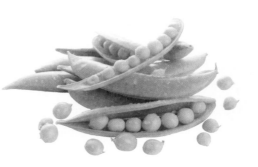

长高关键词：胡萝卜素，膳食纤维

豌豆富含丰富的蛋白质、膳食纤维、维生素 A 等多种营养成分，所含的膳食纤维能促进大肠蠕动，保持大便通畅，起到清洁大肠的作用，对儿童长高有益。

豌豆中含铜、铬等元素。铜元素有益于机体造血及骨骼、大脑的发育；铬能有效地维持胰腺的正常功能，促进糖和脂肪的代谢。

豌豆中富含胡萝卜素，可维持正常的视觉功能，提高暗视力，还可维持皮肤黏膜的完整性，避免皮肤黏膜过度角化。

食用注意

在食用豌豆时，可以和富含氨基酸的食物搭配，能明显增强豌豆的营养价值。

豌豆粒食用过多会引发腹胀，故不宜长期大量食用。

营养成分表	
每 100 克所含基础营养素	
总热量	111.00 千卡
蛋白质	7.40 克
脂肪	0.30 克
碳水化合物	21.20 克
膳食纤维	3.00 克
维生素 A	18.00 微克视黄醇当量
维生素 C	14.00 毫克
维生素 E	1.21 毫克
胡萝卜素	220.00 微克
烟酸	2.30 毫克
钙	21.00 毫克
铁	1.70 毫克
锌	1.29 毫克
磷	127.00 毫克

最佳搭配

√ 豌豆 + 豆腐 　两者搭配食用能通利肠胃、生津润燥、清热解毒、健脾和胃、消炎止痛、补肝明目。适用于小儿肠胃虚弱、眼睛干涩、烦躁等症。

√ 豌豆 + 鸡腿 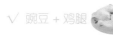　两者营养均较为丰富，搭配食用能补虚损、健脾胃、强筋骨、润肺利咽、润肠通便。适用于小儿体质瘦弱、营养不良、便秘等症。

玉米 【加速代谢、增强免疫力】

长高关键词：纤维素

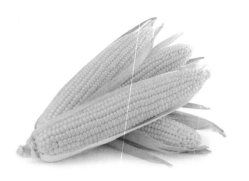

玉米除了含有丰富的碳水化合物、蛋白质、脂肪、胡萝卜素等营养物质外，还含有异麦芽低聚糖、核黄素、维生素等营养成分。其中的纤维素不仅能刺激胃肠蠕动，防止便秘，还可以促进胆固醇的代谢，加速肠内毒素的排出，对预防儿童肥胖很有好处，而儿童一旦肥胖，也容易影响其身高。玉米富含的 B 族维生素及烟酸等成分对保护神经传导系统和胃肠功能有一定的功效。

食用注意

玉米所含的氨基酸中，赖氨酸、色氨酸含量很低，故应和其他粮豆类搭配食用，不可作为主食长期、单一地食用。

比起普通玉米，糯玉米中所含的支链淀粉比例较高，所以升糖较快，应该少吃。

玉米面的升糖指数比粗加工的玉米高很多，所以糖尿病患者宜选择玉米糁或鲜玉米食用，少吃玉米面粥或馒头等。

营养成分表	
每 100 克所含基础营养素	
总热量	112.00 千卡
蛋白质	4.00 克
脂肪	1.20 克
碳水化合物	22.80 克
膳食纤维	2.90 克
维生素 A	—
维生素 C	16.00 毫克
维生素 E	0.46 毫克
核黄素	0.11 毫克
烟酸	1.80 毫克
镁	32.00 毫克
铁	1.10 毫克
锌	0.90 毫克
磷	117.00 毫克

最佳搭配

√ 玉米 + 鸡脯肉 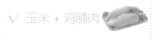　两者搭配食用能开胃消食、利胆、通便解毒、补虚强身、壮筋骨。适用于小儿体质虚弱、食欲不振、营养不良、便秘等症。

√ 玉米 + 土豆 　搭配食用能清热解毒、润肠通便、和胃调中、健脾益气。适用于小儿便秘、脾胃虚弱、热病烦渴、食欲不佳等症。

黑木耳【补血益气、促进消化】

长高关键词：铁

黑木耳的含铁量很高，可及时为儿童补充足够的铁元素，是天然的补血佳品，对预防贫血、促进长高有积极作用。

黑木耳含有丰富的多糖，能够提高人体的免疫力。黑木耳还含有丰富的膳食纤维，适当食用能够促进肠道的蠕动，预防小儿便秘。

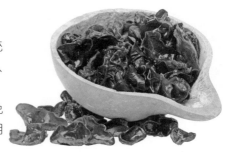

食用注意

黑木耳有活血抗凝的作用，有出血性疾病、大便稀溏、慢性肠炎患者及对真菌过敏者应忌食。

干黑木耳泡发后可拌、炒、烩、煲汤、做馅等；鲜黑木耳中含有一种光感物质，人食用后，这种物质会随血液循环分布到人体表皮细胞中，受太阳照射后，会引发日光性皮炎，所以食用鲜黑木耳要小心。

泡发黑木耳时可以用温水或冷水泡发 1 ~ 2 小时，然后用开水焯 5 ~ 6 分钟，捞出后控干水分，再放到盆中或者碗中，用保鲜膜盖好，放入冰箱冷藏。这种方法，可在冰箱里保存 5 ~ 7 天，但还是尽量当天吃完最好。若在水中发泡时间超过 8 小时，会产生米酵菌酸，容易引起食物中毒。

营养成分表	
每 100 克所含基础营养素	
总热量	265.00 千卡
碳水化合物	65.60 克
蛋白质	12.10 克
脂肪	1.50 克
膳食纤维	29.90 克
维生素 A	8.00 微克视黄醇当量
维生素 C	—
维生素 E	11.34 毫克
胡萝卜素	100.00 微克
烟酸	2.50 毫克
钙	247.00 毫克
铁	97.40 毫克
锌	3.18 毫克
磷	292.00 毫克

最佳搭配

√ 黑木耳 + 竹笋 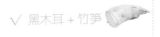　黑木耳和竹笋中都含有丰富的铁元素，两者同食可益气补血，防治缺铁性贫血，还能促进胃肠蠕动，帮助排毒。

√ 黑木耳 + 草鱼 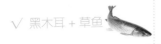　两者搭配食用有利于促进血液循环，是很适合心血管疾病患者的膳食。

金针菇 【促进身长发育】

赖氨酸、精氨酸

金针菇含有较全的、人体必需的氨基酸成分，其中赖氨酸和精氨酸含量尤其丰富，对儿童的身高和智力发育有良好的作用，人称"增智菇"。

金针菇中还含有一种叫朴菇素的物质，可增强机体对癌细胞的抗御能力，常食还能降低胆固醇，预防肝脏疾病和肠胃道溃疡，增强机体正气，防病健身。

食用注意

优质的金针菇颜色应该是淡黄至黄褐色，菌盖中央较边缘深，菌柄上浅下深；有的色泽呈白嫩的，也是比较好的。但是，不管颜色是黄还是白，都要颜色均匀、鲜亮。没有原来的清香而有异味的，可能是经过熏、漂、染，或者用添加剂处理过的，不宜购买。储存金针菇时，可先用热水烫一下，再放在冷水里泡凉，放入冰箱冷藏，可以保持原有的风味，0℃左右可储存约10天左右。

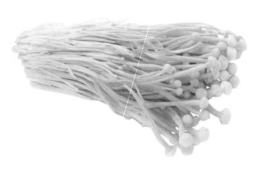

营养成分表	
每 100 克所含基础营养素	
总热量	32.00 千卡
蛋白质	2.40 克
脂肪	0.40 克
碳水化合物	6.00 克
膳食纤维	2.70 克
维生素 A	3.00 微克视黄醇当量
维生素 C	2.00 毫克
维生素 E	1.14 毫克
胡萝卜素	30.00 微克
烟酸	4.10 毫克
钙	—
铁	1.40 毫克
锌	0.39 毫克
磷	97.00 毫克

最佳搭配

√ 金针菇 + 猪肉 两者搭配食用能滋阴润肺、补虚养血、补肝、益肠胃、增强免疫力。适用于小儿肺虚咳喘、免疫力低下、食运不化等症。

√ 金针菇 + 小油菜 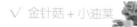 两者搭配食用能活血化瘀、消肿解毒、润肠通便、强身健体、有益肠胃。适用于小儿身体不适、肿胀疼痛，便秘、体虚等症。

山药 【补中益气】

长高关键词：黏蛋白

山药中含有一种独特的黏蛋白，能提高人体新陈代谢，促进消化，可预防心血管脂肪沉积，有助于胃肠的消化和吸收。山药具有健脾胃、补肺肾、补中益气、固肾益精、益心安神等功效，对儿童食欲不振、消化不良有预防作用，从而促进儿童生长发育。

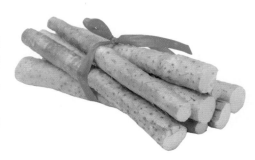

食用注意

山药切片后需立即浸泡在盐水中，以防止氧化发黑。

新鲜的山药切开时会有黏液，极易滑刀伤到手。先用清水加少许醋清洗，可减少黏液，防止受伤。

有些人会对新鲜山药的黏液过敏，接触后出现皮肤发痒等症状，所以在切山药时带上一次性手套，可避免接触到山药的黏液。

山药有收敛作用，不适合大便燥结者、肠胃积滞者和感冒者食用。

山药要挑选表皮光滑无伤痕、薯块完整肥厚、颜色均匀有光泽、不干枯、无根须的。山药和油菜搭配食用会降低食疗功效，和香蕉同食会引起腹部疼痛。

营养成分表	
每 100 克所含基础营养素	
总热量	57.00 千卡
碳水化合物	12.40 克
蛋白质	1.90 克
脂肪	0.20 克
膳食纤维	0.80 克
维生素 A	3.00 微克视黄醇当量
维生素 C	5.00 毫克
维生素 E	0.24 毫克
胡萝卜素	20.00 微克
烟酸	0.30 毫克
钙	16.00 毫克
铁	0.30 毫克
锌	0.27 毫克
磷	34.00 毫克

最佳搭配

√ 山药 + 红枣 　山药有健脾补肺、益胃补肾的功效，红枣有益气补血的功效，两者搭配食用可健脾和胃、补血养颜。

√ 山药 + 核桃 　山药健脾，核桃滋补肝肾、强健筋骨，两者搭配食用有补中益气、健脑、强身健体的功效。

核桃 【健脑益智，促进发育】

长高关键词：不饱和脂肪酸、维生素E、钙

核桃中含有多种不饱和脂肪酸，如亚麻酸、亚油酸等，是人体细胞的基本组成成分，也是学龄前儿童大脑、神经系统和体格发育必需的营养物质。维生素E作为重要的抗氧化物，能够避免氧自由基对细胞的损伤。

核桃还富含钙、磷、铁、锌、胡萝卜素、维生素B₂、维生素B₆、维生素E、磷脂等营养物质，以及胡桃醌、鞣质等生物活性物质，可以比较全面地提供儿童所需要的多种营养素，所以儿童常吃核桃有助于促进智力和免疫系统发育。

食用注意

核桃对学龄前儿童非常有益，但也不宜多吃，每天20克左右即可。核桃虽好，但易腹泻、阴虚火旺、痰湿较重的儿童不宜常吃，会加重燥热的症状。

选购核桃应选择个大、外形圆整、干燥、壳薄、色泽白净、壳纹浅而少者。

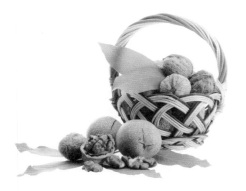

营养成分表	
每100克所含基础营养素	
总热量	627.00 千卡
碳水化合物	9.60 克
蛋白质	14.90 克
脂肪	58.80 克
膳食纤维	9.50 克
维生素A	5.00 微克视黄醇当量
维生素C	1.00 毫克
维生素E	43.21 毫克
胡萝卜素	30.00 微克
烟酸	0.90 毫克
钙	56.00 毫克
铁	2.70 毫克
锌	2.17 毫克
磷	294.00 毫克

最佳搭配

√ 核桃仁 + 黑芝麻 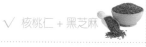	核桃仁和黑芝麻混合食用，可增加皮脂分泌，改善皮肤弹性，保持皮肤细腻，延缓衰老，还可迅速补充体力。
√ 核桃仁 + 芹菜 + 薏米 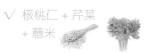	核桃仁有温补肺、肾的功效，芹菜有平肝、利水消肿的功效，薏米有健脾止泻的功效，三者搭配食用可达到滋补肝肾的效果。

松子 【促进骨骼生长】

长高关键词：钙、锌

松子中含有多种不饱和脂肪酸，如亚麻酸、亚油酸等，对儿童的心血管特别有帮助。

松子富含蛋白质、脂肪、维生素 A、维生素 E、钙、铁、锌、磷和钾等营养物质，能给机体组织提供丰富的营养成分，促进儿童各系统和器官的发育。

松子所含的氨基酸中，谷氨酸含量很高，锌、锰、磷的含量也很丰富，这些物质都有益于儿童大脑和神经系统的发育，还可促进儿童骨骼的生长，维持正常的脂肪代谢。

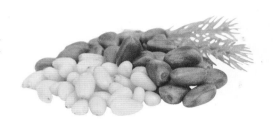

食用注意

脾胃虚弱，经常便溏、腹泻的儿童不适宜多吃松子，因为松子含有大量的油脂，有一定的润肠效果，过度食用会使腹泻加重。

存放时间长的松子会产生"油哈喇"味，不宜食用。散装的松子最好放在密封的容器里，以防止油脂氧化变质。

营养成分表

每 100 克所含基础营养素	
总热量	619.00 千卡
蛋白质	14.10 克
脂肪	58.50 克
碳水化合物	9.00 克
膳食纤维	12.40 克
维生素 A	5.00 微克视黄醇当量
维生素 C	—
维生素 E	34.48 毫克
胡萝卜素	2.80 微克
烟酸	3.80 毫克
钙	161.00 毫克
铁	5.20 毫克
锌	5.49 毫克
磷	—

最佳搭配

√ 松子 + 香菇		二者搭配食用具有补益气血、润燥滑肠、提高儿童免疫力的功效。适合便秘、食欲不振、免疫力差的儿童食用。
√ 松子 + 鸡肉		鸡肉含优质蛋白质，和松子搭配食用，可以补肾益气、健脾养胃，促进骨骼和牙齿生长。

杏仁 【抗氧化、提高免疫力】

长高关键词： 维生素 E

杏仁的营养价值很高，含丰富的不饱和脂肪酸、氨基酸、多糖、维生素 B₁、维生素 B₂、维生素 E、钙、镁、铁、钴等营养物质。

杏仁中所含大量的黄酮类化合物和维生素 E 有很好的抗氧化作用，能够保护儿童各系统和器官，减少自由基对细胞的损伤，提高机体免疫力。

杏仁中的多不饱和脂肪酸是促进儿童大脑和骨骼发育的重要营养素。

食用注意

甜杏仁营养价值很高，可以做零食，也可碾碎掺入面点或粥中，但家长需要注意，把苦杏仁与甜杏仁区别开。苦杏仁含有苦杏仁苷，这种物质在人体中经过代谢会产生氢氰酸，属于有毒物质，所以苦杏仁须经炒熟或煮熟加工消除毒性后，才能食用。苦杏仁煮熟能破坏苦杏仁酶，从而抑制氢氰酸的形成，就不会引起中毒了。

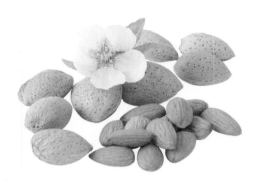

营养成分表	
每 100 克所含基础营养素	
总热量	514.00 千卡
碳水化合物	2.90 克
蛋白质	24.70 克
脂肪	44.80 克
膳食纤维	19.20 克
维生素 A	—
维生素 C	26.00 毫克
维生素 E	18.53 毫克
胡萝卜素	—
烟酸	3.90 毫克
钙	71.00 毫克
铁	1.30 毫克
锌	3.36 毫克
磷	474.00 毫克

最佳搭配

√ 杏仁 + 牛奶　　牛奶富含让骨骼坚韧的钙和儿童成长发育必需的蛋白质。两者共同食用可促进血液循环，提高免疫力。

√ 杏仁 + 燕麦　　杏仁中镁、钙含量丰富，对骨骼生长极为有利。两者一起食用可止咳化痰、润肠通便、预防皮肤干燥。

花生 【补血益气】

花生是一种高蛋白、高脂肪食物，适合代谢旺盛、活动量大，或营养不良、发育缓慢的儿童食用，每日吃一些花生，对增强体质很有好处。

花生红衣中含有油脂和多种维生素，并含有使凝血时间缩短的物质，能对抗纤维蛋白的溶解，有促进骨髓制造血小板的功能，对多种出血性疾病有止血的作用，对原发病有一定的治疗作用，对人体造血功能有益。

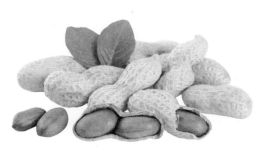

食用注意

患有消化系统疾病，如痢疾、急性胃肠炎等疾病的儿童不宜食用花生，会加重胃肠负担、加重腹泻症状。单纯性肥胖的儿童也应该少吃花生。

发芽的花生不宜食用，因为花生在高温、潮湿的环境下才会发芽，这恰恰是黄曲霉菌生长的适宜环境，而且发芽时破坏了外皮，各种霉菌更易侵入，切不可大意。花生须用干燥的容器密封后，放在阴凉通风处保存。

营养成分表	
每 100 克所含基础营养素	
总热量	298.00 千卡
蛋白质	12.10 克
脂肪	25.40 克
碳水化合物	5.20 克
膳食纤维	7.70 克
维生素 A	2.00 微克视黄醇当量
维生素 C	14.00 毫克
维生素 E	2.93 毫克
胡萝卜素	10.00 微克
烟酸	14.10 毫克
钙	8.00 毫克
铁	3.40 毫克
锌	1.79 毫克
磷	250.00 毫克

最佳搭配

√ 花生 + 排骨 花生和排骨同食，可以养血、清肺火，改善阴虚火旺所导致的干咳、盗汗、手足心热、失眠、舌红等症。

√ 花生 + 芡实 芡实有补脾止泄、利湿益中的功效，而花生有滋养补益、滋润皮肤的功效，两者搭配食用可益气养血。

黑豆 【增强免疫力】

长高关键词：蛋白质、维生素 E

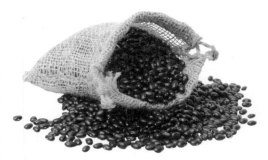

黑豆具有高蛋白质、低热量的特性，其蛋白质为优质蛋白，含量比黄豆还要高一些，居各种豆类之首，是儿童补充优质蛋白的优质食物。

黑豆富含多种维生素，尤其是含有大量的维生素 E。维生素 E 是一种脂溶性维生素，是主要的抗氧化剂之一，发挥着重要的抗氧化、保护机体细胞免受自由基毒害的作用，有利于促进儿童细胞修复、强健骨骼，对增高助长很有帮助。

食用注意

生黑豆中含有胰蛋白酶抑制剂，血球凝集素等抗营养因子，会妨碍蛋白质的消化和吸收，而且生黑豆中含有较多的皂苷类物质，会刺激消化道黏膜，可引起恶心、呕吐、腹胀、腹泻等反应。但这些物质在高温中会被破坏，因此黑豆一定要充分煮熟后食用。

营养成分表	
每 100 克所含基础营养素	
总热量	401.00 千卡
碳水化合物	33.60 克
蛋白质	36.00 克
脂肪	15.90 克
膳食纤维	10.20 克
维生素 A	3.00 微克视黄醇当量
维生素 E	17.36 毫克
胡萝卜素	30.00 微克
核黄素	0.33 毫克
烟酸	2.00 毫克
钙	224.00 毫克
铁	7.00 毫克
锌	4.18 毫克
磷	500.00 毫克

最佳搭配

√ 黑豆 + 糯米　两者搭配食用能健脾益胃、活血解毒、利尿通便。适用于小儿脾胃虚弱所致的食欲不振、胃口不佳、外伤瘀血、便秘等症。

√ 黑豆 + 猪皮　两者搭配食用能养血润燥、润肤养颜、活血解毒、通利肠胃。适用于小儿嘴唇干裂、皮肤枯燥、便秘、烦躁不安等症。

豆浆 【促进血液循环】

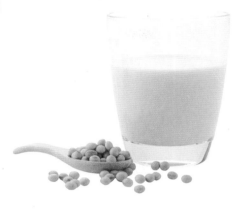

长高关键词：蛋白质，卵磷脂

豆浆富含蛋白质、钙、磷、铁、锌等几十种矿物质，以及维生素 A、维生素 B 等多种维生素。

豆浆中所含的蛋白质，对促进血液循环、维持体温有很好的作用。豆浆中丰富的卵磷脂能降低胆固醇，促进代谢，对儿童的健康有益，更有利于促进身高增长。

食用注意

好的豆浆应有股浓浓的豆香味，浓度较高，稍凉时表面有一层油皮，口感爽滑。豆浆不能放在保温瓶里存放，否则会滋生细菌，使豆浆里的蛋白质变质，影响人体健康。豆浆也不宜放在高温处保存，应置于阴凉处保存。

长期喝豆奶的儿童，成年后患甲状腺疾病和生殖系统疾病的风险增大。据美国专门机构研究，这与婴儿对大豆中的植物雌激素的反应与成年人不同有关，所以不要让 2 岁以下的儿童多喝豆奶。

营养成分表	
每 100 克所含基础营养素	
总热量	31.00 千卡
蛋白质	3.00 克
脂肪	1.60 克
碳水化合物	1.20 克
膳食纤维	一
维生素 A	一
维生素 E	1.06 微克
胡萝卜素	一
核黄素	0.02 毫克
烟酸	0.14 毫克
钙	5.00 毫克
铁	0.40 毫克
锌	0.28 毫克
磷	42.00 毫克

最佳搭配

√ 豆浆 + 胡萝卜 　搭配食用能健脾和胃、补肝明目、清热解毒、降低胆固醇、利水、抗癌、益气。适用于小儿脾胃虚弱、小便不通等症。

√ 豆浆 + 核桃 　搭配食用能温补肺肾、定喘润肠、补脑、益气、利尿通便。适用于小儿肺虚咳嗽、小便不利、便秘等症。

红枣 【增强体质】

长高关键词：钙、铁

　　红枣的含糖量较高，鲜红枣含糖量达 20%～36%，干红枣含糖量可达 55%～80%。红枣的营养十分丰富，含有多种氨基酸、胡萝卜素、维生素 B2、维生素 C、维生素 P、磷等营养物质。红枣中还富含钙和铁，有助于预防小儿缺铁性贫血，益智健脑、增强食欲。

　　儿童常吃红枣，有助于白细胞的生成，提高免疫力。儿童常吃红枣还有助于其增强体质，尤其春夏季节是流行性感冒、手足口病等传染性疾病的高发期，可以给儿童适当吃些红枣。

食用注意

　　积食、腹胀的儿童不宜多吃红枣。
　　红枣中的维生素含量会随着储存时间的增加而消耗分解，所以红枣应挑选较新鲜且果实完整，保存较好的购买。

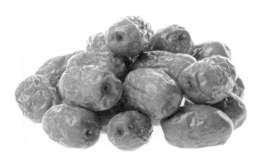

营养成分表	
每 100 克所含基础营养素	
总热量	298.00 千卡
蛋白质	2.10 克
脂肪	0.40 克
碳水化合物	71.60 克
膳食纤维	9.50 克
维生素 A	—
维生素 C	7.00 毫克
维生素 E	—
胡萝卜素	10.00 微克
烟酸	1.60 毫克
钙	54.00 毫克
铁	2.10 毫克
锌	0.65 毫克
磷	51.00 毫克

最佳搭配

√ 红枣 + 南瓜		南瓜中含有丰富的维生素，配合红枣食用，有温补脾胃的效果。
√ 红枣 + 糯米		糯米和红枣煮成粥，既好消化，又有补充营养、养胃调脾的功效。

小米 【补血、健体】

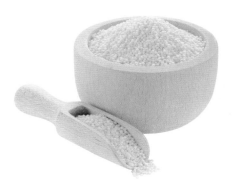

长高关键词：**硒、膳食纤维、色氨酸**

小米中矿物质含量要比其他谷类高，其有机硒的含量很丰富，使小米具有补血、健体，防止克山病（地方性心脏病）和大骨节病等功效。小米中膳食纤维含量丰富，可促进人体消化和肠胃健康。

小米是含色氨酸最多的谷类，有助于改善睡眠。充足的睡眠也是儿童达到理想身高的必要条件之一，因此睡眠不好的儿童可在睡前喝一碗较稀的小米粥。

食用注意

小米是粗粮，其纤维素的含量较高。学龄期儿童经常出现偏向于吃甜食和不爱吃饭的情况，若长期如此，极易造成孩子营养不良，从而导致一些常见的儿童疾病。小米开胃消食，能让儿童不过分偏食，是特别适合儿童食用的食物。

小米极易遭受幼蝶的侵害，发现后可将生虫拣出，并在盛放小米的容器内放一小袋新花椒，即可防治。

营养成分表	
每 100 克所含基础营养素	
总热量	361.00 千卡
蛋白质	9.00 克
脂肪	3.10 克
碳水化合物	75.10 克
膳食纤维	1.60 克
维生素 A	8 微克视黄醇当量
维生素 E	3.63 毫克
胡萝卜素	100.00 毫克
硫胺素	0.33 毫克
烟酸	1.50 毫克
钙	41.00 毫克
铁	5.10 毫克
锌	1.87 毫克
磷	229.00 毫克

最佳搭配

√ 小米 + 红豆 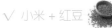　红豆富含铁质，适量摄取红豆，有补血、促进血液循环的作用。二者搭配食用具有通肠利尿、消肿排脓、清热解毒等作用。

√ 小米 + 山药 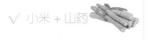　两者搭配食用具有补脾养胃、生津益肺、补肾涩精、补肝、强身抗衰等功效，适用于小儿脾虚食少、久泻不止、肺虚喘咳等症。

豆腐 【补充营养，促进发育】

长高关键词： 蛋白质、钙元素

豆腐营养丰富，含有铁、钙、磷、镁和其他人体必需的微量元素，还含有碳水化合物、植物油和丰富的优质蛋白等营养成分，是儿童补充营养的佳品。

豆腐中蛋白质含量极高，其含有优质的植物蛋白质及人体所必需的8种氨基酸。其所含的钙元素含量也较高，而钙元素对儿童的生长发育起着重要作用，能促进骨骼发育，所以适量食用豆腐对儿童是极为有益的。

食用注意

优质豆腐切面比较整齐，无杂质，有弹性；劣质豆腐切面不整齐，易碎，表面发黏。豆腐应即买即食，买回后，应立刻浸泡于凉水中，并置于冰箱中冷藏，待烹调前取出。

豆腐尽量不要和蜂蜜一起食用，因为蜂蜜中含有的酶类物质会和豆腐中的营养成分发生化学反应，影响两种食物中营养的吸收。

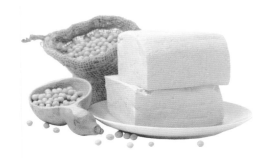

营养成分表	
每 100 克所含基础营养素	
总热量	84.00 千卡
蛋白质	6.60 克
脂肪	5.30 克
碳水化合物	3.40 克
膳食纤维	一
维生素 E	3.62 毫克
硫胺素	0.06 毫克
核黄素	0.02 毫克
烟酸	0.21 毫克
镁	41.00 毫克
钙	78.00 毫克
铁	1.20 毫克
锌	0.57 毫克
磷	82.00 毫克

最佳搭配

√ 豆腐 + 虾	搭配食用能为儿童提供充足的矿物质、蛋白质、维生素等营养元素。
√ 豆腐 + 番茄	营养丰富，能滋阴补虚、止血、降脂降压、利尿、健胃消食。适用于小儿体虚瘦弱，食欲不振，小便不利等症。

苹果 【润肠通便】

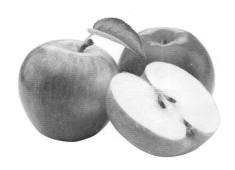

长高关键词：维生素 C，膳食纤维

苹果营养丰富，有数据显示，常吃苹果的儿童要比不常吃苹果的儿童患病率低。其所含的维生素 C 是心血管的保护伞，是对心脏病患者有益的元素，而苹果中的胶质和微量元素铬能保持血糖的稳定，还能有效地降低胆固醇，对预防儿童肥胖有积极作用。

苹果中的膳食纤维可使宝宝大便松软，排泄通畅。同时，有机酸可刺激肠壁，增强肠蠕动，起到通便的效果。

食用注意

苹果富含碳水化合物和钾盐，且其所含的果酸和胃酸混合后会加重胃的负担，因此胃寒的儿童、患糖尿病的儿童不宜过多食用。

苹果可以直接食用或做成沙拉，或榨成果汁。苹果皮上可能会有残留的农药，所以最好削皮吃。不要在饭后马上吃苹果，以免影响消化。

营养成分表	
每 100 克所含基础营养素	
总热量	53.00 千卡
碳水化合物	13.70 克
蛋白质	0.40 克
脂肪	0.20 克
膳食纤维	1.70 克
维生素 A	4.00 微克视黄醇当量
维生素 C	3.00 毫克
维生素 E	0.43 毫克
胡萝卜素	50.00 微克
烟酸	0.20 毫克
钙	4.00 毫克
铁	0.30 毫克
锌	0.04 毫克
磷	7.00 毫克

最佳搭配

√ 苹果 + 黄鱼	黄鱼中含有丰富的蛋白质、维生素和多种微量元素，而苹果中维生素、微量元素的含量也较为丰富，同食有助于全面补充营养。
√ 苹果 + 银耳	苹果有润肺、健胃、生津、止渴的功效，银耳可润肺止咳，两者搭配食用，可增加润肺止咳的功效。

葡萄 【安神助眠】

长高关键词： **维生素 B₁₂**

葡萄营养丰富，含有抗恶性贫血作用的维生素 B₁₂，常食用葡萄有助于预防贫血。葡萄中还含有天然的聚合苯酚，能与病毒或细菌中的蛋白质结合，使之失去传染疾病的能力，常食用葡萄对脊髓灰白质病毒及其他一些病毒有良好的杀灭作用，并能使人体产生抗体。

葡萄果实中，葡萄糖、有机酸、氨基酸、维生素的含量较为丰富，可使大脑神经兴奋，对神经衰弱的人有治疗效果。

食用注意

葡萄可直接食用，也可榨汁、做沙拉、做果酱、做葡萄干、做罐头、酿醋、酿酒等。葡萄制成干后，铁的含量会相对增加，是儿童、妇女和贫血者的滋补佳品。

葡萄清洗一定要彻底，先把果粒摘下来，在清水中加入少量食盐和面粉，泡 10 分钟左右，再逐个清洗。吃葡萄最好连葡萄皮一块吃，因为皮中营养成分非常丰富，就连葡萄汁中的营养都逊色于葡萄皮。

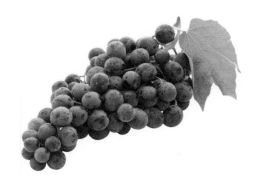

营养成分表	
每 100 克所含基础营养素	
总热量	45.00 千卡
碳水化合物	10.30 克
蛋白质	0.40 克
脂肪	0.30 克
膳食纤维	1.00 克
维生素 A	3.00 微克视黄醇当量
维生素 C	4.00 毫克
维生素 E	0.86 毫克
胡萝卜素	40.00 微克
烟酸	0.25 毫克
钙	9.00 毫克
铁	0.40 毫克
锌	0.16 毫克
磷	13.00 毫克

最佳搭配

√ 葡萄 + 酸奶	两者同食能增强食欲，其所含热量较高，能给机体提供足够的能量。适用于小儿食欲不振、形体瘦弱等症。
√ 葡萄 + 糙米	两者同食能提高机体代谢机能，消除疲劳，促进肠道蠕动，补充营养，提高机体免疫力。适用于小儿营养不良、便秘、体倦无力等症。

香蕉 【促进发育】

长高关键词：维生素 A，膳食纤维

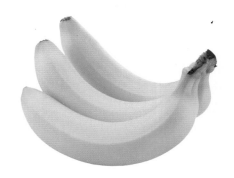

香蕉中维生素 A 的含量较为丰富。维生素 A 能促进人体生长，增强人体免疫力，是维持正常的生殖能力和视力所必需的元素，对儿童的视力发育和生长发育十分有益。香蕉中含有膳食纤维成分，可促进肠道蠕动，防止便秘，预防疾病。

香蕉是营养丰富且常见的水果之一，其含有较高的淀粉，而淀粉能促进肠胃蠕动，从而起到防止便秘、通便的效果。

香蕉内的钾元素含量较高，可以将体内过多的钠元素排出体外，起到降低血压的功效。此外，香蕉还能安抚烦躁情绪，对身体极为有益。

食用注意

选购香蕉时应注意，选择果皮颜色黄黑泛红、稍带黑斑、表皮有皱纹的，这样的香蕉味道最佳。香蕉手捏后有软熟感的大部分是甜的。

香蕉和芋头同食会导致腹胀；和红薯同食易引起身体不适，一定要注意。

营养成分表	
每 100 克所含基础营养素	
总热量	93.00 千卡
蛋白质	1.40 克
脂肪	0.20 克
碳水化合物	22.00 克
膳食纤维	1.20 克
维生素 A	5.00 微克视黄醇当量
维生素 C	8.00 毫克
维生素 E	0.24 毫克
胡萝卜素	60.00 微克
烟酸	0.70 毫克
钙	7.00 毫克
铁	0.40 毫克
锌	0.18 毫克
磷	28.00 毫克

最佳搭配

√ 香蕉 + 牛奶		牛奶中含有维生素 B₁₂，香蕉中的钾可以帮助人体提高对维生素 B₁₂ 的吸收。
√ 香蕉 + 燕麦		香蕉和燕麦都有宁心安神的效果，两者搭配食用可改善睡眠。

橘子【提高免疫力】

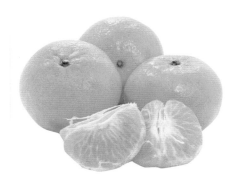

长高关键词：**维生素 P，维生素 C**

橘子肉中含有丰富的维生素 C、维生素 B₁、胡萝卜素、维生素 P、柠檬酸、葡萄糖、果糖、蔗糖等。

其中维生素 C 是一种较强的抗氧化剂，有延缓皮肤衰老、美容、提高机体免疫力，预防疾病的作用，对促进儿童长高也很有效果。

橘子的芳香气味源于维生素 C 与柠檬酸和单萜、三萜等萜类物质，这些成分对中枢神经有镇静作用，能降低机体应激反应，有益于缓解疲劳。儿童活泼好动，常吃橘子有利于缓解疲劳，促进发育。

食用注意

橘子忌与牛奶或豆浆同食，牛奶或豆浆中的蛋白质与橘子中的果酸和维生素 C 相遇会凝结成块，使人出现腹胀、腹痛等不适症状。

营养成分表	
每 100 克所含基础营养素	
总热量	46.00 千卡
蛋白质	1.00 克
脂肪	0.20 克
碳水化合物	10.30 克
膳食纤维	0.60 克
维生素 A	13.00 微克视黄醇当量
维生素 C	11.00 毫克
维生素 E	—
胡萝卜素	120.00 微克
烟酸	0.30 毫克
钙	20.00 毫克
铁	0.14 毫克
锌	0.31 毫克
磷	22.00 毫克

最佳搭配

√ 橘子 + 银耳		两者同食能滋阴补血、清肠利便、滋补生津、润肺养胃。适用于小儿肺虚咳嗽、便秘、肠胃虚弱等症。
√ 橘子 + 山楂		两者同食能理气消食、清热、生津、下气、润燥。适用于小儿口渴、烦躁不安、消化不良、便秘等症。

猕猴桃 【强化机体的免疫系统】

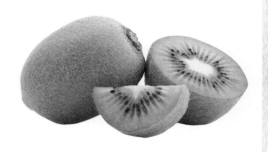

长高关键词：维生素C

猕猴桃含有碳水化合物、蛋白质、维生素 B₁、维生素 C、胡萝卜素等多种营养成分，酸甜适中，醇厚清香，特别是维生素 C 的含量特别多，而且在人体内的利用率达94％。

新鲜的猕猴桃果实能明显提升人体淋巴细胞中脱氧核糖核酸的修复力，增强人体免疫力，对儿童增高助长很有益处。

猕猴桃中含有的维生素具有抗氧化作用，能有效增白皮肤，增强皮肤的抗衰老能力，强化机体的免疫系统，促进伤口愈合。由于猕猴桃中含有一些人体不可缺少的重要物质，长期食用对保持人体健康，防病治病具有重要的作用。

食用注意

还未成熟的猕猴桃可以和苹果放在一起，有催熟作用。猕猴桃的保存时间不宜太长，冷藏也不宜太久，应尽快食用。

营养成分表

每 100 克所含基础营养素	
总热量	61.00 千卡
蛋白质	0.80 克
脂肪	0.60 克
碳水化合物	14.50 克
膳食纤维	2.60 克
维生素 A	11.00 微克视黄醇当量
维生素 C	62.00 毫克
维生素 E	2.43 毫克
胡萝卜素	130.00 微克
烟酸	0.30 毫克
钙	27.00 毫克
铁	1.20 毫克
锌	0.57 毫克
磷	26.00 毫克

最佳搭配

√ 猕猴桃 + 金银花		两者同食能生津养阴、降压降脂、滋补强身、清热解毒。适用于小儿燥热烦渴、身体虚弱、小便不通等症。
√ 猕猴桃 + 橙汁	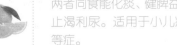	两者同食能化痰、健脾益胃、助消化、增食欲、生津解暑、止渴利尿。适用于小儿痰多咳嗽、消化不良、烦躁口渴等症。

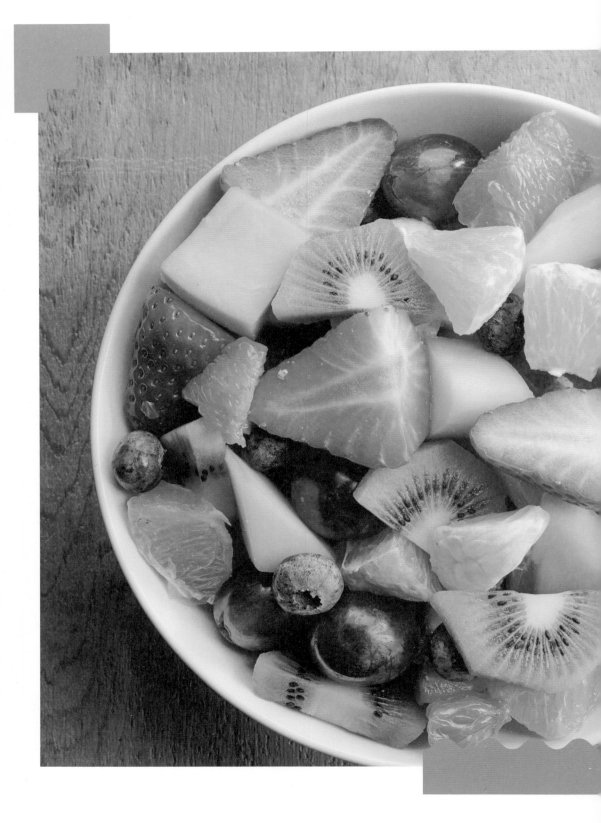

PART 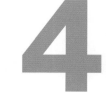4

儿童的身高并不仅依附于一个独立的因素，缺钙、缺铁、厌食挑食、肠胃功能失调、肥胖、睡眠不佳、免疫力下降等都会影响身高。因此，本章推荐了一些有助于长高的功能性食谱，从各个方面入手，帮助儿童长高。

有助儿童长高的功能性食谱

补充钙质，促进骨骼发育

钙是人体含量最多的矿物质之一，对人体骨骼、牙齿的发育具有非常重要的作用。另外，人体的血液、组织液等其他组织中也有一定含量的钙，虽然这些钙占人体含钙量不到1%，但是仍然对骨骼的代谢和生命体征的维持有着非常重要的作用。钙还可以维持肌肉神经的正常兴奋，调节细胞和毛细血管的通透性和强化神经系统的传导功能等，因此儿童补钙很重要。儿童如果缺钙，就会影响骨骼、牙齿的发育，还会不易入睡，经常哭闹，或者出现烦躁、食欲不佳、容易出汗等症状，影响儿童的发育。

钙的食物来源很丰富，乳制品，如牛、羊奶及其奶粉、乳酪、酸奶；豆类与豆制品；海产品，如虾、虾米、虾皮、海鱼等；肉类与蛋类，如羊肉、猪肉、牛肉、鸡蛋等；蔬菜类，如蘑菇、白菜、菠菜等；水果和干果类，如苹果、黑枣、杏仁、南瓜子、花生、莲子等，都含有丰富的钙元素。食物补钙相对比较健康，因此，给儿童食用的食物中可以适当添加富含钙质的食物，如奶酪、鲜虾片等。不喜欢奶制品或者对乳糖不耐受的儿童，可以多食用一些替代品，例如瘦肉、牡蛎、紫菜、鸡蛋、西蓝花、圆白菜、小白菜、核桃、花生等，但是需要注意的是，补钙也要注意适量，不可太过。

维生素D是钙代谢的重要调节因子之一，可以提高机体对钙的吸收，促进生长和骨骼钙化，维持血钙浓度的稳定。维生素D的来源较少，主要由鱼肝油、沙丁鱼、小鱼干、动物肝脏和蛋类提供，其中，食用鱼肝油是补充维生素D最常见的方法。

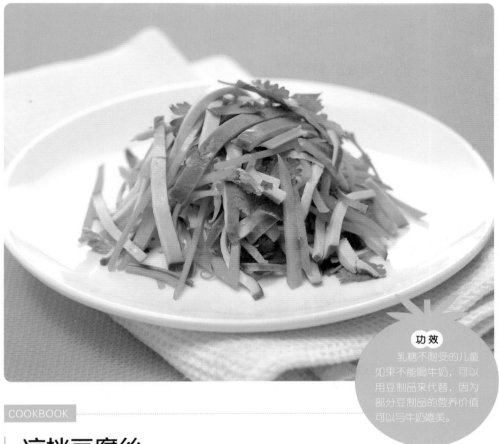

COOKBOOK

凉拌豆腐丝

材料

豆腐干····················80 克

胡萝卜····················30 克

蒜末························少许

盐··························3 克

芝麻油····················5 毫升

香菜末····················适量

食用油····················适量

做法

1. 去皮胡萝卜切片，再切成细丝；豆腐干切丝。

2. 锅中加入适量清水，用大火烧开，放入食用油、盐，再下入胡萝卜丝、豆腐干丝，搅拌均匀，续煮约 1 分钟至全部食材断生，捞出焯好的食材，沥干水分，待用。

3. 沥干水分的食材放入碗中，加入盐，撒上备好的蒜末、香菜末，再淋入少许芝麻油，搅拌至食材入味。

4. 拌好的菜肴装在盘中即可。

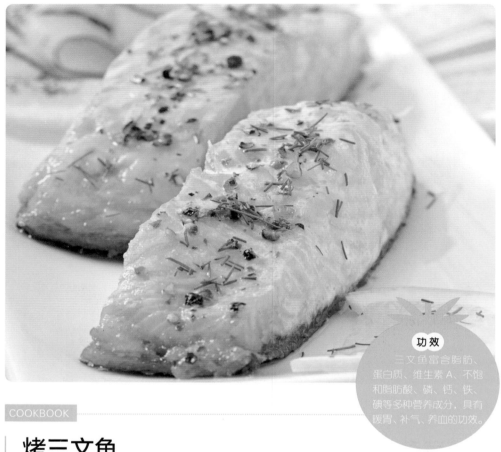

功效

三文鱼富含脂肪、蛋白质、维生素 A、不饱和脂肪酸、磷、钙、铁、碘等多种营养成分，具有暖胃、补气、养血的功效。

烤三文鱼

材料

三文鱼	400 克
姜片	5 克
葱段	7 克
盐	3 克
白糖	3 克
料酒	3 毫升
生抽	3 毫升
老抽	3 毫升
食用油	适量
迷迭香	少许

做法

1. 三文鱼洗净、擦干，装入碗中，再放入葱段、姜片，放入盐、白糖、料酒、生抽、老抽，拌匀，腌 20 分钟。

2. 在铺好锡纸的烤盘上刷上食用油，放上腌好的三文鱼，待用。

3. 预热烤箱，放入装有食材的烤盘，关上烤箱门，温度调为 180℃，选择上下火加热，烤 18 分钟。

4. 打开烤箱门，将烤盘取出，将烤好的三文鱼装入盘中，撒上迷迭香即可。

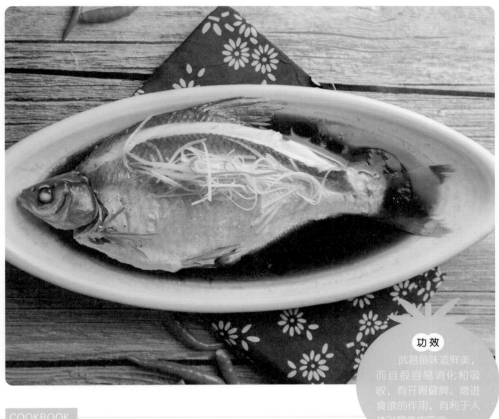

功效

武昌鱼味道鲜美，而且很容易消化和吸收，有开胃健脾、增进食欲的作用，有利于人体对营养的吸收。

COOKBOOK

姜丝武昌鱼

材料

武昌鱼······1 条

姜丝······少许

葱丝······少许

彩椒丝······少许

盐······2 克

胡椒粉······少许

蒸鱼豉油······少许

料酒······8 毫升

食用油······适量

做法

1. 处理好的武昌鱼两面划几刀，装入碗中，放入盐、胡椒粉，淋上料酒，抓匀，腌 10 分钟。

2. 把腌好的武昌鱼放在盘子上。装有武昌鱼的盘子放入烧开的蒸锅中，盖上盖，用大火蒸 10 分钟。

3. 揭开盖，把蒸好的武昌鱼取出。

4. 撒上姜丝、葱丝、彩椒丝，再把食用油加热，浇在上面，最后淋上蒸鱼豉油即可。

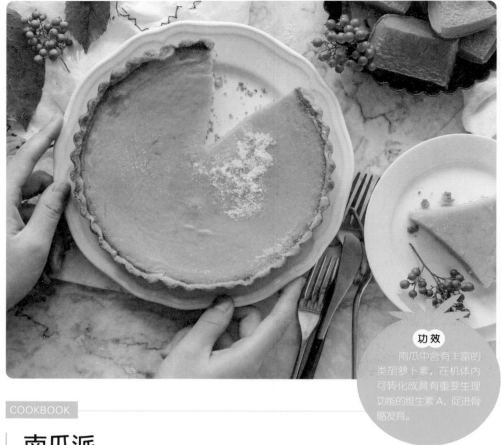

功效

南瓜中含有丰富的类胡萝卜素，在机体内可转化成具有重要生理功能的维生素 A，促进骨骼发育。

南瓜派

材料

南瓜 ··············· 180 克
低筋面粉 ······· 125 克
黄油 ················· 50 克
糖粉 ················· 60 克
淡奶油 ············· 80 克
蛋黄 ··················· 2 个
鸡蛋 ··················· 2 个
香草精 ········ 1 ～ 2 滴
椰蓉 ················· 适量
工具：派盘、面粉筛

做法

1. 黄油切小块，室温软化；取 40 克糖粉和低筋面粉混合，加入黄油、两个蛋黄，和成面团，盖上保鲜膜置冰箱冷藏 1 小时。
2. 南瓜去皮、切块、蒸熟，打成南瓜泥，加入淡奶油、剩下的糖粉和两个鸡蛋，滴入香草精，用打蛋器打匀制成派馅。
3. 取出面团，擀成约 5 毫米厚、比派盘大一些的面饼，放在派盘中，边缘和底部压实，用叉子在派皮底部扎一些小孔。
4. 派馅过一下筛，倒入派皮中至九分满。
5. 预热烤箱，将派坯放入中层，以上下火 200℃烤制 10 分钟，再改上下 150℃烤 30 分钟，烤好后撒上椰蓉即可。

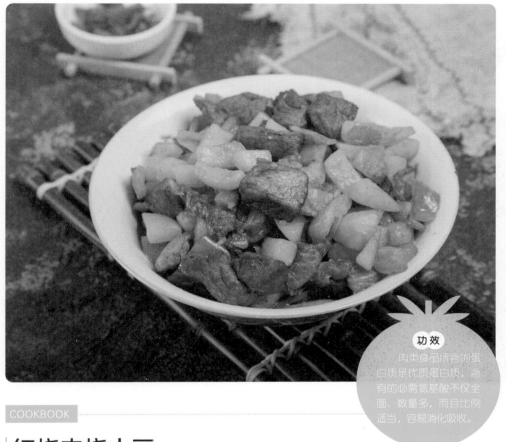

功效
肉类食品所含的蛋白质是优质蛋白质，含有的必需氨基酸不仅全面、数量多，而且比例适当，容易消化吸收。

红烧肉烧土豆

材料				做法
五花肉	600 克	料酒	适量	1. 青椒切块；土豆去皮切块。
土豆	200 克	姜片	适量	2. 锅中加水烧开，放入花椒、八角、桂皮、料酒、姜片
青椒	20 克	葱段	适量	煮出香味，放入整块五花肉，5 分钟后捞出，洗净切块。
白糖	2 勺	生抽	适量	3. 锅内放少许食用油，放入五花肉块，把五花肉中的油
花椒	适量	老抽	适量	熿出来，五花肉块捞出。
八角	适量	盐	适量	4. 锅底留油，放白糖，待其溶化，放入姜片、八角、桂皮、
桂皮	适量	食用油	适量	葱段炒香，再放入五花肉块、生抽、老抽、土豆块、盐炒匀。

5. 加入清水，没过所有食材，烧开后用小火慢炖40 分钟后放入青椒块。

6. 待青椒块煮熟后盛出装入容器即可。

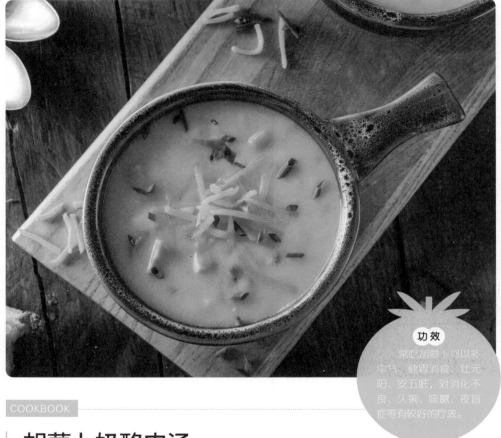

功效

常吃胡萝卜可以补中气、健胃消食、壮元阳、安五脏，对消化不良、久痢、咳嗽、夜盲症等有较好的疗效。

胡萝卜奶酪肉汤

材料

胡萝卜·······················1 个

猪肉························100 克

奶酪片·······················1 片

淡奶油························适量

面粉·························30 克

大蒜·························10 克

葱花·························10 克

盐···························少许

橄榄油·······················适量

做法

1. 胡萝卜切丝；大蒜拍碎；猪肉切小块。

2. 锅中加入少许橄榄油，爆香大蒜碎，放入猪肉块炒熟，加入胡萝卜丝，翻炒几分钟，加入清水，煮 30 分钟，关火稍微凉凉。

3. 另起锅，锅中加入少许橄榄油，加入一大勺面粉，小火将面粉炒至微黄，炒出香味，倒入胡萝卜肉汤，小火，边煮边搅拌至开锅。

4. 加入盐、淡奶油搅匀，盛入碗中，趁热将奶酪片放在上面，使其慢慢软化，最后撒上葱花即可。

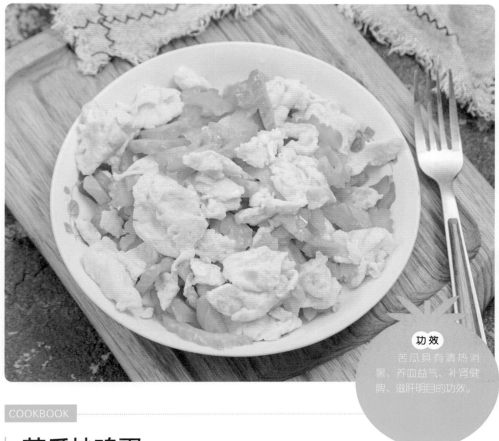

COOKBOOK

苦瓜炒鸡蛋

材料

苦瓜 ······················ 200 克

鸡蛋 ························· 3 个

葱花 ························· 少许

盐 ···························· 3 克

水淀粉 ····················· 5 毫升

食用油 ····················· 适量

做法

1. 苦瓜去瓤，切成片，焯水后捞出；鸡蛋打入碗中，放入少许盐，打散调匀。

2. 炒锅放油烧热，倒入蛋液炒熟，盛出。

3. 锅底留油，将苦瓜片翻炒片刻，放入盐调味，倒入炒好的鸡蛋略炒。

4. 加入葱花翻炒，再淋上适量水淀粉快速翻炒均匀，关火后盛出即可。

增进食欲，纠正儿童厌食

儿童厌食的原因：

一、微量元素或维生素缺乏

● 缺锌

锌是一种机体必需的微量元素。锌的缺乏可能导致胃口不好。缺锌的儿童对酸、甜、苦、辣等味道的敏感度较健康儿童差一些，而味觉敏感度的下降会导致儿童食欲减退。

● 缺铁

缺铁性贫血的儿童容易出现脸色苍白、精神萎靡、不爱动、注意力不集中、全身乏力、嗜睡、情绪烦躁、食欲不好、免疫力差等症状。

● 维生素缺乏

维生素 B_1 缺乏容易引起人食欲下降，维生素 B_2 缺乏容易引起人慢性腹泻。这种情况多见于婴幼儿。

二、幽门螺杆菌感染

有的儿童家人有胃病，导致其被幽门螺杆菌感染，引起儿童有腹痛、腹胀，食欲不振，面黄肌瘦，口臭，大便干结等症。

三、消化问题

● 呼吸道感染：儿童呼吸道感染之后容易出现厌食，这是由于胃肠道消化酶不足而引起的胃口不佳。

● 急性肠胃炎：儿童上吐下泻，会引起食欲不佳。

● 功能性消化不良：儿童餐后出现饱胀不适、上腹痛、上腹有灼烧感等症状。

● 胃食管返流病：儿童出现不明原因的反复呕吐、咽下困难，反复发作的慢性呼吸道感染、难治性哮喘、生长发育迟缓等症状都应考虑是否为胃食管返流病。

● 牛奶蛋白过敏、嗜酸细胞胃肠炎：儿童容易出现反复呕吐、大便血丝、喂养困难、体重增长缓慢等表现。

四、饮食不当

大多数儿童喜爱吃甜食，但是吃过多甜食会影响食欲。有些高热量的食物虽好吃，却不能补充必需的蛋白质，有些还会影响儿童的食欲。

五、心理因素

儿童食欲与精神状态密切相关，儿童在进餐时不应责骂或训斥，进餐应在轻松愉快中进行。

有的儿童学习太紧张，课内、课外功课压力太大，也会影响食欲。家长需要帮助儿童做到劳逸结合，减少心理压力。

六、其他原因

比如慢性腹泻、胃肠道发育畸形、遗传代谢病、免疫缺陷病等，也会引起发育迟缓，影响食欲。

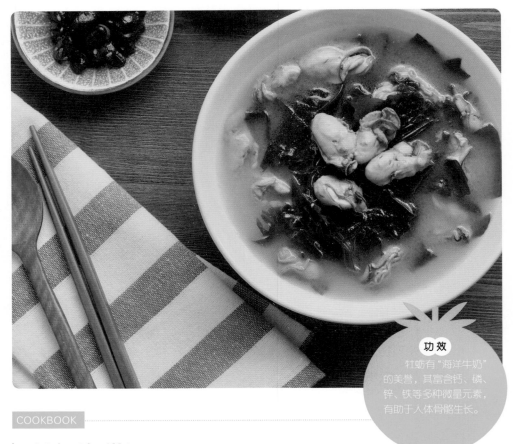

功效

牡蛎有"海洋牛奶"
的美誉，其富含钙、磷、
锌、铁等多种微量元素，
有助于人体骨骼生长。

COOKBOOK

牡蛎海带汤

材料

海带 ·················100 克

牡蛎肉·················150 克

姜丝 ·················少许

料酒 ·················10 毫升

盐 ·················2 克

芝麻油·················适量

胡椒粉·················适量

食用油·················适量

做法

1. 锅中加入适量的清水烧开，倒入海带、姜丝，放入牡蛎肉，搅拌均匀，淋入食用油、料酒，搅匀，盖上锅盖，煮 5 分钟至食材煮透。

2. 掀开锅盖，淋入少许芝麻油，加入胡椒粉、盐，搅拌片刻，使食材入味。

3. 煮好的汤盛入碗中即可。

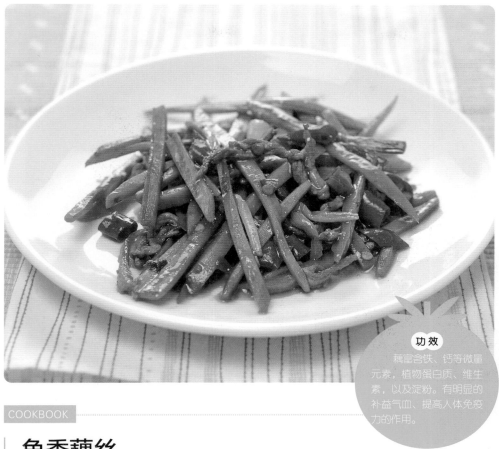

功 效

藕富含铁、钙等微量元素，植物蛋白质、维生素，以及淀粉。有明显的补益气血、提高人体免疫力的作用。

鱼香藕丝

材料

莲藕 …………300 克	玉米淀粉 ………15 克
猪瘦肉………150 克	芝麻油…………适量
红辣椒…………5 克	盐………………适量
姜丝……………5 克	米醋……………适量
葱段……………5 克	黄酒……………适量
豆瓣酱…………8 克	食用油…………适量
白糖…………10 克	水淀粉…………适量

做法

1. 莲藕去皮切丝；猪瘦肉切丝，加黄酒、盐、玉米淀粉拌匀，待用；红辣椒切段。

2. 食用油烧至三成热时，放入猪瘦肉丝，划散，再放入莲藕丝炒匀，捞出沥油。

3. 锅底留少量油，放红辣椒段、姜丝、葱段、豆瓣酱，煸出香味和红油，再放猪瘦肉丝、莲藕丝一起翻炒，加黄酒、白糖、米醋、盐炒匀，再加水淀粉勾芡，淋上芝麻油，装盘即可。

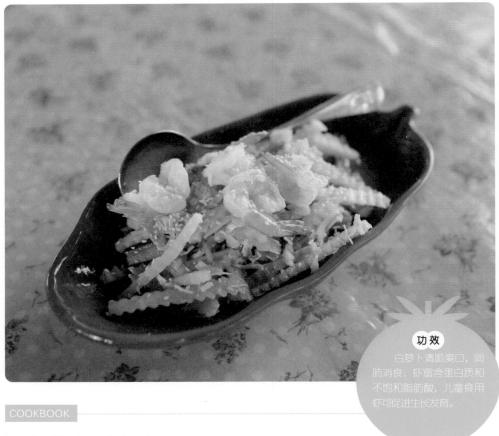

功效

白萝卜清脆爽口，润肺消食；虾富含蛋白质和不饱和脂肪酸，儿童食用虾可促进生长发育。

白萝卜拌虾仁

材料

虾仁 ·················· 100 克

白萝卜 ·············· 150 克

黄瓜 ·················· 60 克

胡萝卜 ·············· 10 克

蒜末 ·················· 少许

白芝麻 ·············· 少许

盐 ······················ 3 克

芝麻油 ·············· 5 毫升

食用油 ·············· 适量

做法

1. 去皮白萝卜、黄瓜切条；胡萝卜切丝。

2. 锅中加入适量清水，用大火烧开，放入食用油、盐，倒入虾仁煮至变色，捞出；倒入白萝卜条、胡萝卜丝稍煮片刻，捞出，沥干水分。

3. 虾仁、白萝卜条、胡萝卜丝、黄瓜条装入碗中，加入蒜末、白芝麻、盐、芝麻油，搅拌入味，装盘即可。

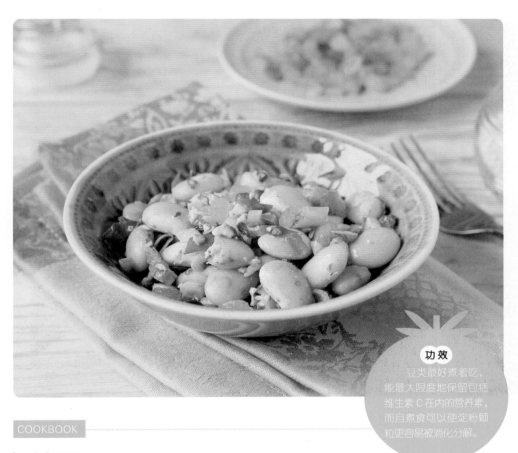

COOKBOOK

拌蚕豆

材料

新鲜蚕豆 ············200 克

核桃仁 ···············60 克

蒜末 ··················少许

葱花 ··················少许

盐 ····················适量

芝麻油 ················适量

食用油 ················适量

做法

1. 锅中加入适量清水，用大火烧开，放入食用油、盐，倒入新鲜蚕豆煮熟，捞出；核桃仁砸成小块。

2. 蚕豆、核桃仁装入碗中，加入蒜末、盐、芝麻油，搅拌入味。

3. 装盘，撒上葱花即可。

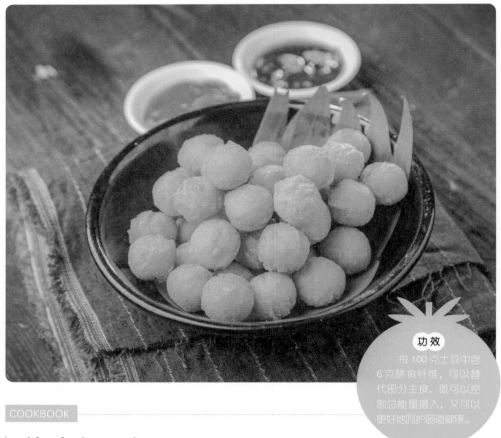

功效
每 100 克土豆中含
6 克膳食纤维，可以替
代部分主食，既可以控
制总能量摄入，又可以
更好地呵护肠道健康。

傣味土豆球

材料

土豆 ·····················200 克

鸡蛋 ·····················2 个

面包糠 ·················适量

面粉 ·····················适量

番茄酱·················20 克

盐·····························3 克

白糖 ·····················3 克

食用油 ·················适量

做法

1. 鸡蛋打散；土豆洗干净去皮，蒸熟后，用勺子碾压成土豆泥，加入白糖、盐调味后捏成球形。

2. 拿三个碗分别放入面粉、鸡蛋液、面包糠，把土豆球先撒上面粉，裹上鸡蛋液，再裹上面包糠。

3. 油锅烧热，放入土豆球炸至呈金黄色即可出锅，依据口味搭配番茄酱食用。

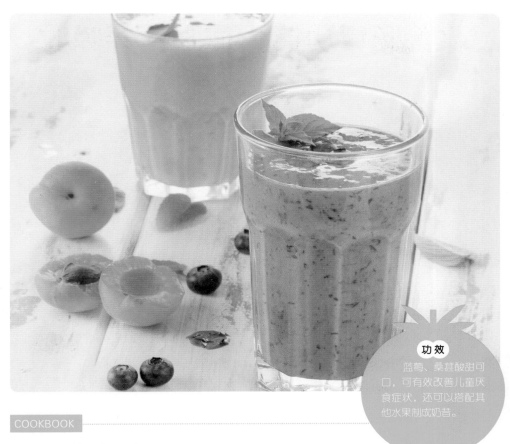

COOKBOOK

蓝莓桑葚奶昔

材料

蓝莓 ....65 克

桑葚 ....40 克

冰块 ....30 克

酸奶 .... 120 毫升

薄荷叶 ....少许

做法

1. 蓝莓、桑葚用榨汁机搅成糊状；冰块敲碎呈小块状。

2. 酸奶装入碗中，倒入蓝莓桑葚糊，用勺搅匀。

3. 倒入冰块拌匀，将拌好的奶昔装入杯中，点缀剩余的蓝莓和薄荷叶即可。

改善肠胃功能，加强营养吸收

肠道是人体最大的消化器官和排毒器官，摄入的食物大部分营养物质是通过小肠吸收的。肠道还是人体重要的免疫器官，有将近 70% 的免疫细胞分布在肠黏膜上，肠黏膜对抵抗细菌和病毒、维持肠内环境稳定有非常重要的作用。

儿童肠胃不好会出现以下症状：

● 食欲减退：家长若发现儿童的进食有异常，例如食欲减退，甚至出现呕吐等现象，说明儿童的肠胃出现了问题。

● 口臭：当肠胃不好的时候，会导致食物在食道内滞留，难以排出，就会出现口臭的症状。

● 腹痛：儿童腹痛的时候很容易哭闹，所以更应该引起注意。

● 便秘：正常情况下，儿童的大便会很容易排出，但如果出现便秘的症状，说明儿童可能有肠胃不适症状。

科学证明，益生菌能帮助肠道消化吸收，维持肠道正常运转，提高人体免疫力。保持肠道微生态菌群的平衡是维持肠道健康的保证，一旦没有足够的益生菌，肠道菌群就会紊乱，从而引发各种各样的肠道疾病，如腹泻、食欲不振、消化不良等。微生态制剂治疗肠道疾病的原理就是直接补充益生菌，可以抑制有害菌，纠正肠道菌群紊乱，维护体内微生态平衡，确保肠道健康。

此外，还应改善儿童的饮食结构。清淡饮食可缓解儿童肠胃不适的症状，必要时遵医嘱服药调理。多方面摄入营养可帮助儿童补充生长所需，提高儿童免疫力。加强体育锻炼，增强体质，可提高儿童耐寒能力。

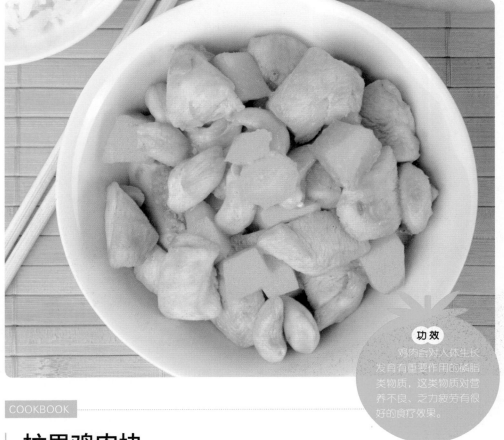

杧果鸡肉块

功效

鸡肉含对人体生长发育有重要作用的磷脂类物质，这类物质对营养不良、乏力疲劳有很好的食疗效果。

材料

杧果 ·····················1 个

鸡肉块 ··············200 克

熟腰果 ··············50 克

盐 ························3 克

芝麻油 ···············适量

食用油 ···············适量

做法

1. 杧果去皮、去核，果肉切小块。

2. 用油起锅，倒入鸡肉块炒至变色，加适量水，放入盐，炖至鸡肉熟透。

3. 倒入杧果块、熟腰果，再淋入少许芝麻油，炒匀，大火收汁后盛出即可。

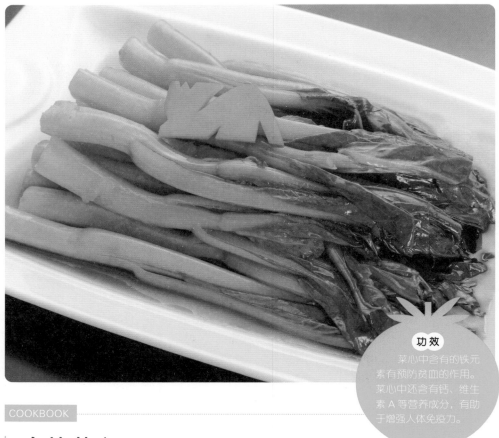

功效

菜心中含有的铁元
素有预防贫血的作用。
菜心中还含有钙、维生
素 A 等营养成分，有助
于增强人体免疫力。

白灼菜心

材料

菜心 ····················200 克

胡萝卜 ···················15 克

蚝油 ······················5 克

生抽 ·················· 10 毫升

盐 ························3 克

食用油 ···················适量

做法

1. 胡萝卜切片；准备半碗水，加入蚝油、生抽、盐搅匀，
调成料汁。

2. 油锅烧热，加入料汁，小火煮开。

3. 另起锅，锅中注水烧开之后，放入菜心煮半分钟，装盘。

4. 把料汁浇在菜心上之后，用胡萝卜片摆盘即可。

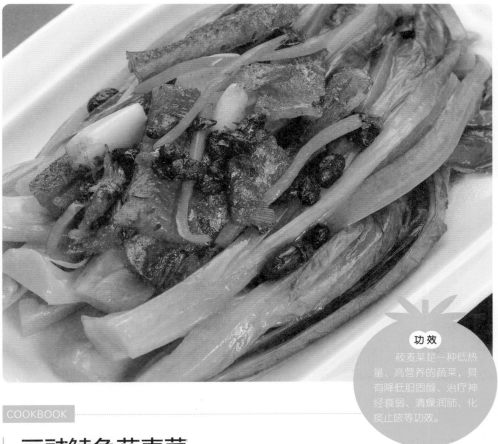

COOKBOOK

豆豉鲮鱼莜麦菜

材料

莜麦菜·················300 克

豆豉鲮鱼·················2 块

大蒜瓣·················3 瓣

红甜椒·················适量

盐·················3 克

食用油·················适量

做法

1. 莜麦菜切段；红甜椒切成丝。

2. 锅中加水烧开，加入盐、食用油，放入莜麦菜焯一下，捞出。

3. 油锅烧热，倒入大蒜瓣炒出香味，加入豆豉鲮鱼煸炒一下，再下入刚焯过水的莜麦菜和红甜椒丝炒香。

4. 加盐调味，盛出装盘即可。

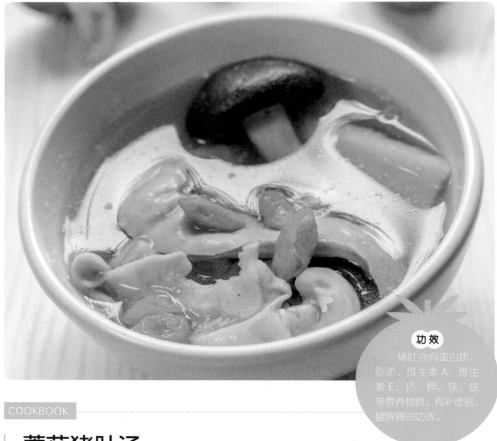

功效

猪肚含有蛋白质、脂肪、维生素 A、维生素 E、钙、钾、镁、铁等营养物质，有补虚损、健脾胃的功效。

蘑菇猪肚汤

材料

猪肚块	400 克
蘑菇	30 克
姜片	20 克
枸杞子	15 克
盐	2 克
胡椒粉	少许
料酒	12 毫升

做法

1. 锅中加水烧开，倒入猪肚块，加入少许料酒，搅拌均匀，煮一会儿，汆出血水，捞出猪肚块，清洗干净待用。

2. 砂锅中加入适量清水烧开，倒入猪肚块、姜片、蘑菇、枸杞子，淋上少许料酒。

3. 盖上盖，烧开后用小火煮约 60 分钟，至食材熟透。

4. 掀盖，加入盐、胡椒粉，拌匀调味，再转中火续煮片刻，至汤汁入味，装入碗中即可。

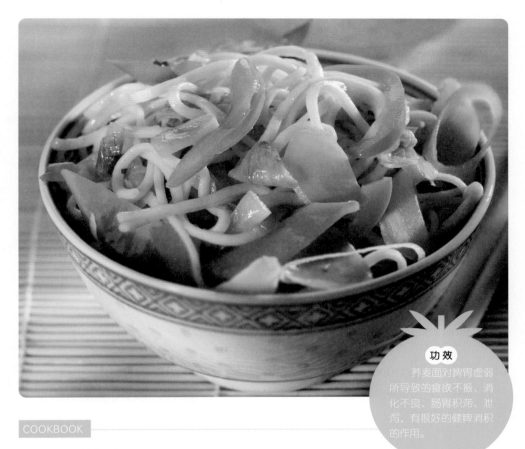

COOKBOOK

凉拌荞麦面

材料

荞麦面·················95克

青椒·················10克

红椒·················10克

胡萝卜·················50克

花生酱·················少许

陈醋·················4毫升

生抽·················5毫升

芝麻油·················7毫升

盐·················2克

白糖·················适量

做法

1. 去皮胡萝卜切薄片；青椒和红椒去籽，切成丝。

2. 锅中加入清水烧开，放入荞麦面，煮约4分钟至其熟软。

3. 捞出煮好的荞麦面，放入凉水中过凉，捞出，沥干水分。

4. 面条装入碗中，放入胡萝卜片、青椒丝、红椒丝，拌匀。另取小碗，倒入花生酱、盐、生抽、白糖、陈醋、芝麻油，调成料汁，将料汁浇到荞麦面上，拌至入味即可。

改善贫血，促进生长发育

在我国，儿童的铁缺乏现象非常普遍，如果不及时补充，就会引起缺铁性贫血等问题。目前已有大量研究证据表明，缺铁会影响儿童身高，以及运动和免疫等各种机能。婴幼儿严重缺铁会对认知和学习能力产生严重影响，后期即使补铁，其结果也是不可逆转的。早期诊断，及时干预对预防缺铁导致的儿童健康损害具有十分重要的意义。

日常供给的食物一定要结合儿童的年龄和消化功能等特点。食物营养素要齐全，量和比例要适当，不宜过于精细、含糖过多、过于油腻、调味品过多，以及带有刺激性。品种要多样化，烹调时不要破坏营养物质，并且做到色、香、味俱佳，以增加儿童食欲。

从儿童添加辅食开始，妈妈就可以给儿童多吃一些含铁量比较丰富的食物，如动物肝脏、畜瘦肉、蛋黄、鸡肉、海鱼、海虾、菠菜、芹菜、油菜、苋菜、荠菜、黄菜花、番茄、杏、桃、李子、葡萄干、红枣、樱桃、核桃，以及豆类及豆制品。其中，动物性铁元素吸收率比较高，植物性铁元素的吸收率相对低一些。需要妈妈们注意的是，维生素C有助于铁元素的吸收，妈妈们在给儿童补铁的时候也要注意补充足够的维生素C，多给儿童吃些水果和蔬菜，有助于食物中铁的吸收。有些蔬菜中含有草酸，如菠菜、芥菜、茭白等，如果直接食用，不利于铁的吸收。另外，高纤维的食物也不利于铁的吸收，妈妈们一定要多加注意。如果儿童需要使用药物补铁，一定要在医生的指导下进行，如果补充过多反而会危害儿童的健康。

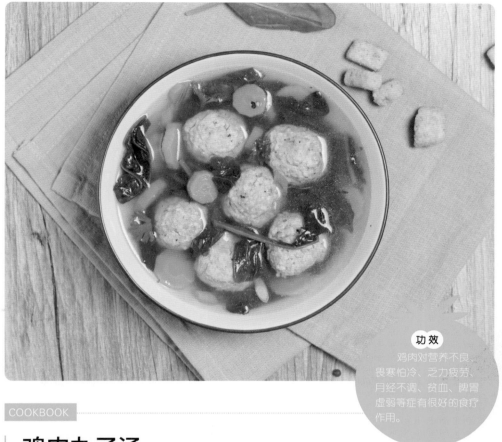

功效

鸡肉对营养不良、畏寒怕冷、乏力疲劳、月经不调、贫血、脾胃虚弱等症有很好的食疗作用。

COOKBOOK

鸡肉丸子汤

材料

鸡肉 ························500 克

菠菜 ························150 克

胡萝卜 ·····················100 克

盐 ··························3 克

淀粉 ························10 克

做法

1. 菠菜切段；胡萝卜切片。

2. 鸡肉剁成泥，装碗，倒入盐、淀粉拌匀，腌 10 分钟至入味后捏成肉丸，装碗待用。

3. 锅中注水，放入鸡肉丸、胡萝卜片煮 20 分钟至食材熟软入味。

4. 倒入菠菜段，搅拌均匀。可根据个人口味再次放入一点儿盐，等菠菜煮熟后装入碗中即可。

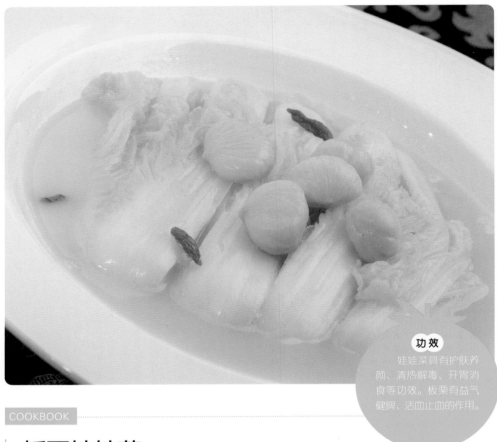

COOKBOOK

板栗娃娃菜

材料

娃娃菜·················400 克

板栗·····················80 克

高汤·················180 毫升

盐······························2 克

枸杞子·····················少许

做法

1. 娃娃菜切成四瓣，备用。

2. 锅中加入适量清水烧热，倒入备好的高汤，放入板栗和
枸杞子，拌匀，用大火略煮。

3. 待汤汁沸腾，放入切好的娃娃菜，加入盐，拌匀调味，
盖上盖，大火烧开后转小火焖约 15 分钟，至食材熟透。

4. 掀盖，撇去浮沫，关火后装入盘中即可。

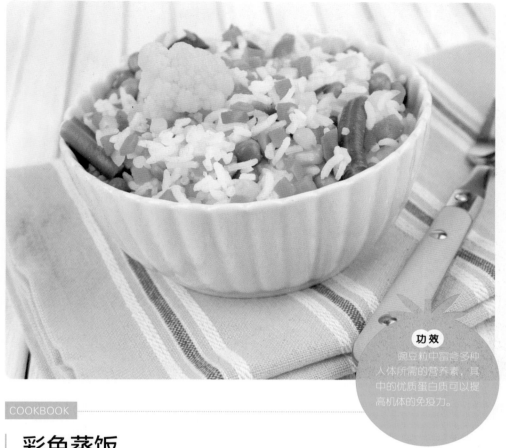

COOKBOOK

彩色蒸饭

材料

水发大米 ·············150 克

豌豆粒 ·················80 克

胡萝卜 ·················80 克

玉米粒 ·················80 克

豇豆 ·····················30 克

菜花 ·····················20 克

盐 ·························3 克

生抽 ·····················适量

做法

1. 胡萝卜切丁；豇豆切段；菜花切小朵。

2. 取一个碗，倒入大米，淘洗干净后加入适量清水。

3. 碗中加入豌豆粒、胡萝卜丁、玉米粒、豇豆段、菜花、生抽、盐，拌匀。

4. 蒸锅中加入适量清水烧开，放上碗，加盖，中火蒸 40 分钟至食材熟透。

5. 掀盖，取出蒸好的饭即可。

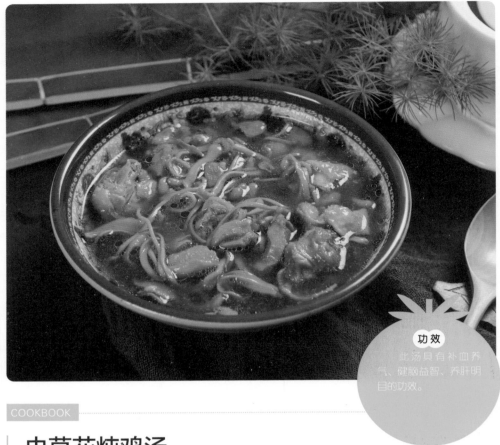

功效

此汤具有补血养气、健脑益智、养肝明目的功效。

COOKBOOK

虫草花炖鸡汤

材料

虫草花·················30 克

鸡腿·················300 克

枸杞子·················20 克

姜片·················少许

盐·················少许

料酒·················5 毫升

老抽·················少许

做法

1. 鸡腿斩成小块。

2. 锅中加入适量清水烧开，倒入鸡腿块，搅动几下，再煮一会儿，去除血水后捞出，沥干水分，待用。

3. 砂锅中加入适量清水烧开，放入姜片，倒入鸡腿块，放入虫草花、枸杞子，淋入少许料酒和老抽，盖上盖，煮沸后用小火炖约 40 分钟至食材熟透，取下盖子，加入盐搅匀调味。

4. 续煮一会儿至食材入味，关火后将煮好的鸡汤装入碗中即可。

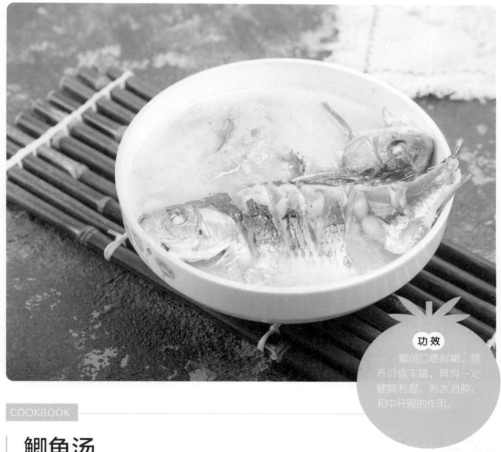

COOKBOOK

鲫鱼汤

材料

鲫鱼	400 克
姜片	少许
葱段	少许
盐	2 克
水淀粉	4 毫升
食用油	适量

做法

1. 鲫鱼处理干净，在鱼身上划几刀。

2. 锅中加水烧开，加入盐，放入姜片、葱段，再加入食用油，搅拌均匀，放入鲫鱼，煮至熟透，撇去浮沫，加入水淀粉煮开。

3. 煮好的鲫鱼汤盛入碗中即可。

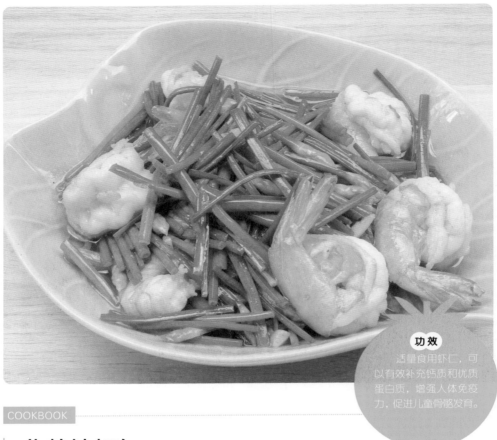

COOKBOOK

韭苔炒虾仁

材料

韭苔 ·················· 150 克

虾仁 ·················· 50 克

盐 ······················· 3 克

料酒 ··················· 4 毫升

水淀粉 ················· 适量

食用油 ················· 适量

做法

1. 韭苔切段；虾仁开背，去除虾线。

2. 处理好的虾仁装在碗中，加入少许盐，倒入水淀粉，拌匀，加入食用油，腌渍约 10 分钟。

3. 用油起锅，放入韭苔段，倒入虾仁，淋入料酒，炒至虾身变色、全部食材熟软，加入盐，炒匀。

4. 倒入水淀粉勾芡，盛出炒好的菜肴，放入盘中即可。

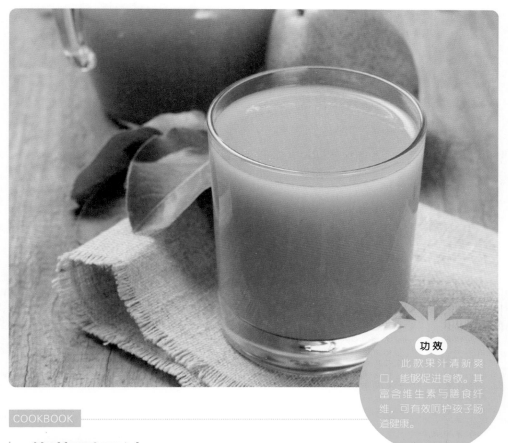

功效

此款果汁清新爽口，能够促进食欲。其富含维生素与膳食纤维，可有效呵护孩子肠道健康。

葡萄梨子汁

材料

葡萄 ……………………50 克

梨…………………………1 个

凉开水 ………………… 适量

做法

1. 葡萄去皮，去籽。

2. 梨去皮，切块。

3. 葡萄、梨块放入榨汁机中，加入适量凉开水。

4. 搅打成汁，装入杯中即可。

防治肥胖，消除增高隐患

　　为了防止孩子过度肥胖而影响长高，父母在孩子的饮食上要注意调整结构。家长应该熟悉肥胖儿童的饮食习惯及进食量，在保证其基本营养和生长发育需要的前提下，减少每日摄入的能量，将每日摄入的能量控制在机体消耗总能量之下，多以高营养密度的食物为主，避免脂肪、碳水化合物的过量摄入，尽量做到定时定量、荤素搭配、少食甜食和零食。

　　研究表明，发胖的孩子大多在幼年时比其他孩子锻炼少。运动能消耗能量，单纯靠控制饮食来调节体脂率会比较困难，辅以运动则减肥效果会更好。肥胖儿童常因运动时动作略显笨拙而抵触锻炼，所以，应让孩子做既能促进能量消耗，又容易坚持的运动项目，如跑步、散步、踢球等。家长应根据孩子的性格和爱好选择适合的运动，并为其定制易于长期坚持的运动计划，坚持锻炼，消耗体内的能量。

　　幼儿肥胖治愈率高于学龄前儿童，随着年龄增长，中、重度肥胖比例增加，治疗难度加大。孩子在任何年龄都可能发胖，但是主要出现在三个年龄段：1岁以前、5～6岁，以及青春发育期。当孩子达到这几个年龄段时，家长应该格外警惕孩子的发胖趋势。从孩子出生开始，家长应定期给孩子检测身高和体重，以随时调整营养摄入的比例和体育活动的强度，方便进行早期干预，让孩子健康地成长。

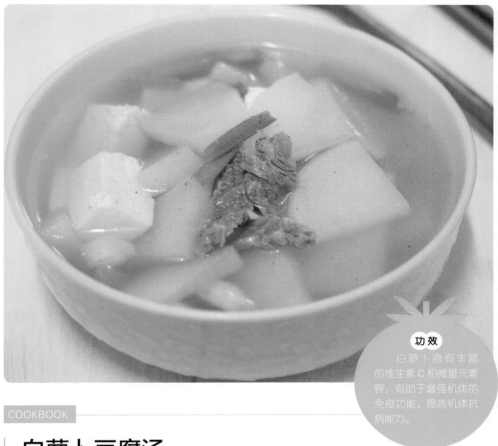

功效

白萝卜含有丰富的维生素 C 和微量元素锌，有助于增强机体的免疫功能，提高机体抗病能力。

白萝卜豆腐汤

材料

白萝卜	200 克
猪瘦肉	80 克
豆腐	100 克
姜片	少许
葱段	少许
料酒	10 毫升
盐	2 克
芝麻油	适量
食用油	适量

做法

1. 白萝卜去皮洗净，切片；猪瘦肉切片；豆腐切块。

2. 锅中加入适量清水烧开，倒入白萝卜片、姜片，再放入猪瘦肉片，搅拌均匀，淋入食用油、料酒，搅匀，盖上锅盖，焖煮 5 分钟至食材煮透。

3. 掀开锅盖，加入豆腐块，淋入芝麻油，加入盐，搅拌片刻，使食材入味。

4. 煮好的汤盛入碗中，撒上葱段即可。

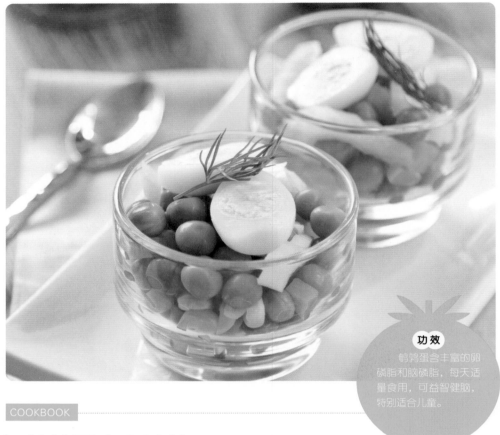

鹌鹑蛋青豆沙拉

材料

鹌鹑蛋·····················2 个

青豆 ·····················100 克

胡萝卜丁 ··············100 克

玉米粒··················100 克

盐··························适量

迷迭香··················少许

做法

1. 鹌鹑蛋放入沸水锅中煮熟，剥去外壳对半切开，待用。

2. 青豆、胡萝卜丁、玉米粒洗净，放入沸水锅中汆熟，捞出晾干后加盐调味。

3. 食材装入碗中，摆上鹌鹑蛋，再放上迷迭香即可食用。

功效

鹌鹑蛋含丰富的卵磷脂和脑磷脂，每天适量食用，可益智健脑，特别适合儿童。

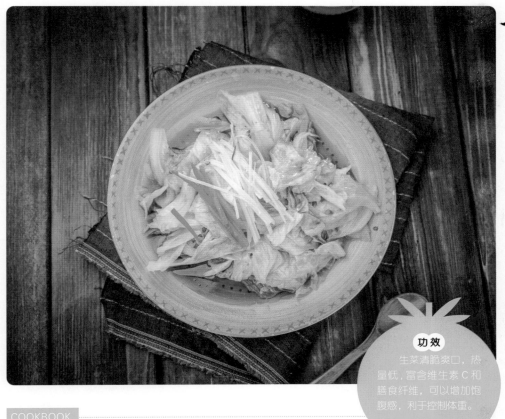

功效

生菜清脆爽口，热量低，富含维生素 C 和膳食纤维，可以增加饱腹感，利于控制体重。

白灼生菜

材料

生菜 ·····················200 克

蒜末 ·······················10 克

姜丝 ·······················10 克

红甜椒·····················15 克

蚝油 ·························5 克

生抽 ·····················10 毫升

盐·····························3 克

食用油·····················适量

做法

1. 红甜椒去籽、切丝；生菜撕成片。

2. 准备半碗水，加入蚝油、生抽、盐搅匀，制成料汁。

3. 油锅烧热，放入蒜末、姜丝、红甜椒丝炒香，加入料汁，小火煮开。

4. 另起锅注水，大火烧沸，放入生菜片煮半分钟，装盘。

5. 料汁浇在生菜片上即可。

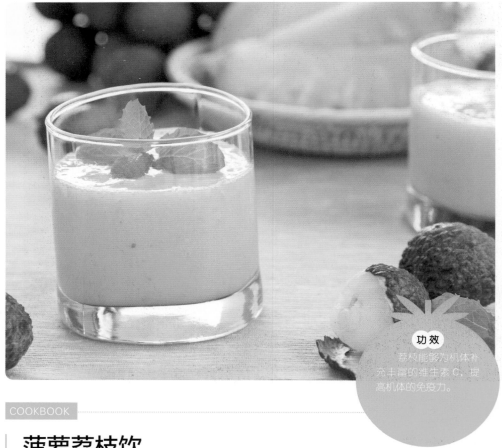

功效

荔枝能够为机体补
充丰富的维生素 C，提
高机体的免疫力。

菠萝荔枝饮

材料

荔枝 ······················4 个

菠萝 ·····················适量

薄荷叶·····················少许

纯净水 ····················适量

盐水 ·····················适量

做法

1. 荔枝去壳、去核；菠萝去皮、切块，用盐水浸泡后洗净。

2. 菠萝块与荔枝一同放入榨汁机，加少许纯净水后榨汁。

3. 榨好的水果汁倒入杯中，放入薄荷叶即可。

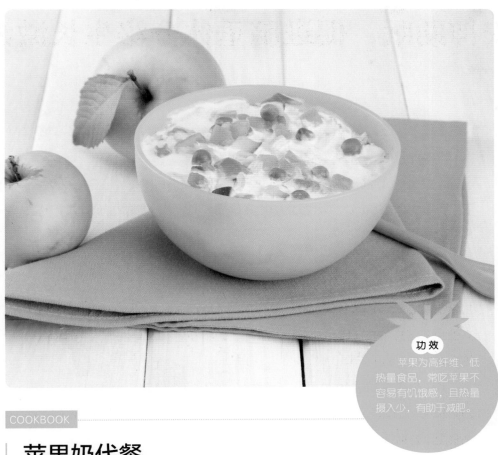

COOKBOOK

苹果奶代餐

材料

苹果 ·····················120 克

脱脂牛奶 ·········500 毫升

青豆 ·······················适量

黄瓜 ·····················50 克

胡萝卜·····················20 克

燕麦片 ·····················适量

做法

1. 苹果去皮，切成块；黄瓜、胡萝卜切成块。

2. 砂锅中倒入备好的脱脂牛奶，煮至沸腾，倒入切好的苹果块、黄瓜块、胡萝卜块、青豆、燕麦片拌匀，略煮片刻。

3. 煮好的苹果奶盛出，装入碗中即可。

安神助眠，促进脑垂体分泌生长激素

失眠不仅是成年人经常面对的问题，儿童也会失眠。儿童失眠不仅影响大脑发育，还会影响生长激素分泌，从而导致儿童无法达到理想身高。儿童失眠时，饮食调理很重要，可以选择以下种类的食物食用。

多吃富含钙质的食物：膳食中钙含量充分时，儿童情绪比较稳定，缺钙则容易情绪不稳、烦躁易怒。儿童的主食可选择小麦、荞麦等一些含钙丰富的食物。

多吃富含 B 族维生素的食物：膳食中缺乏 B 族维生素时，则易导致人脾气暴躁。儿童可以选择全麦面包、麦片粥、玉米饼等 B 族维生素含量高的食物，当然也不要忘了食用橙子、苹果、草莓、菠菜、生菜、西蓝花、白菜及番茄等含大量维生素的新鲜蔬果。

多吃富含铁质的食物：体内缺铁时，易使人精神萎靡、困倦无力、注意力不集中、记忆力减退、情绪不稳定、急躁易怒。补充铁最简单有效的方法是食用富含血红素铁的动物血、动物肝脏等。

多吃富含锌的食物：缺锌会影响人的性格行为，引起抑郁、情绪不稳等症。锌在动物性食品中含量丰富且易被吸收，应适当多吃。

少吃含糖量高的食物：经常吃甜食，机体会消耗大量的维生素 B_1。一旦体内缺乏维生素 B_1、丙酮酸、乳酸等，代谢产物就会在体内蓄积，从而刺激神经，使人出现情绪不稳、爱激动、躁动等表现。同时，家长也要让儿童养成良好的作息习惯，经常熬夜、睡眠时间不规律，也容易引起失眠。

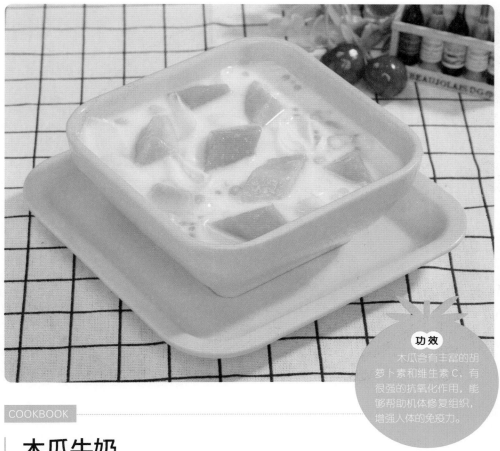

木瓜牛奶

功效

木瓜含有丰富的胡萝卜素和维生素 C，有很强的抗氧化作用，能够帮助机体修复组织，增强人体的免疫力。

材料

木瓜 ······················ 半个

椰子肉 ·················60 克

水发西米 ············20 克

脱脂牛奶 ········250 毫升

做法

1. 木瓜去皮、去籽，切成块；椰子肉切小块。

2. 砂锅中倒入备好的脱脂牛奶，煮至沸腾，倒入切好的木瓜块、椰子肉块和西米，拌匀，略煮片刻。

3. 煮好的木瓜牛奶盛出，装入碗中即可。

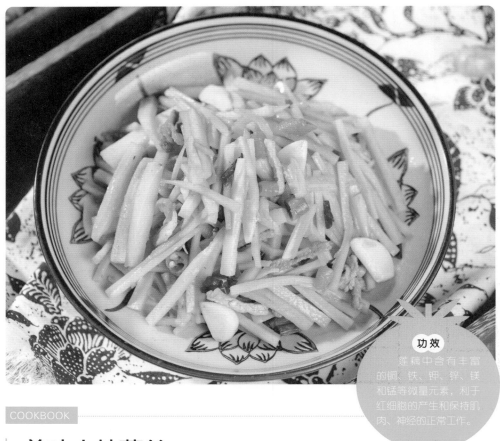

功效

莲藕中含有丰富的铜、铁、钾、锌、镁和锰等微量元素,利于红细胞的产生和保持肌肉、神经的正常工作。

美味小炒藕丝

材料

猪瘦肉·················100 克

莲藕·····················300 克

红椒·······················10 克

姜丝·······················10 克

青椒·······················10 克

蒜瓣·······················10 克

芝麻油·····················适量

盐·························适量

米醋·······················适量

食用油·····················适量

做法

1. 猪瘦肉切丝;莲藕去皮切丝;红椒、青椒切段。

2. 油锅烧热,放入姜丝、蒜瓣炒香,再放入莲藕丝炒熟。

3. 放红椒段、青椒段,炒出香味,加米醋、盐炒匀,淋上芝麻油,装盘即可。

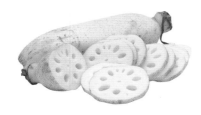

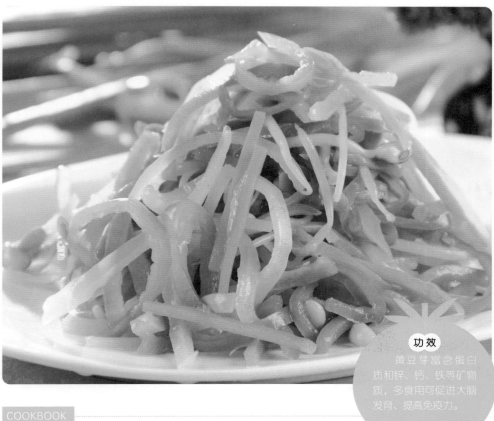

功效

黄豆芽富含蛋白质和锌、钙、铁等矿物质，多食用可促进大脑发育、提高免疫力。

拌蔬菜丝

材料

黄豆芽·················150克

胡萝卜·················90克

白萝卜·················90克

青椒·····················10克

红甜椒·················10克

芝麻油·················适量

盐·························适量

米醋·····················适量

食用油·················适量

做法

1. 白萝卜、胡萝卜去皮切丝；青椒、红甜椒去籽，切丝。

2. 锅中加水烧开，放入少许食用油、盐，倒入黄豆芽、胡萝卜丝、白萝卜丝、青椒丝、红甜椒丝煮至断生，捞出，沥干水分。

3. 煮好的食材装入碗中，倒入芝麻油、盐、米醋拌匀，盛入盘中即可。

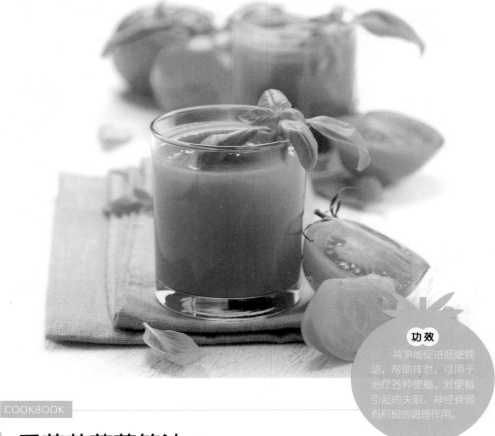

功效

莴笋能促进肠壁蠕动，帮助排泄，可用于治疗各种便秘，对便秘引起的失眠、神经衰弱有积极的调理作用。

番茄芹菜莴笋汁

材料

莴笋 80克

番茄 150克

芹菜 70克

蜂蜜 15毫升

罗勒叶 .... 少许

矿泉水 .... 适量

做法

1. 番茄切成片；去皮的莴笋对半切开，再切条，改切成丁；芹菜切成丁。

2. 取出榨汁机，选择搅拌刀座组合，倒入切好的番茄片、芹菜丁、莴笋丁，加入适量矿泉水。

3. 盖上盖，选择"榨汁"功能，榨取蔬菜汁，掀开盖，加入适量蜂蜜。

4. 再次选择"榨汁"功能，使蜂蜜与蔬菜汁搅拌均匀，掀开盖，将榨好的蔬菜汁倒入杯中，再放上罗勒叶即可。

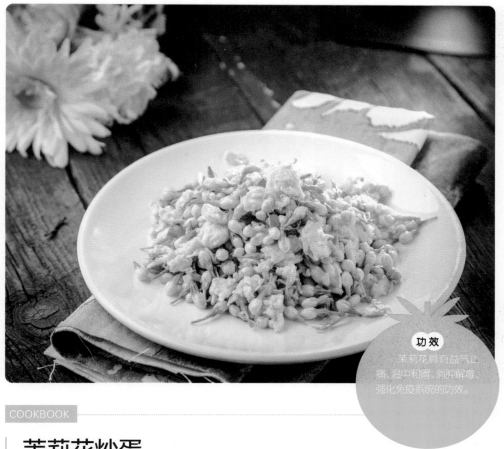

功效

茉莉花具有益气止痛、温中和胃、消肿解毒、强化免疫系统的功效。

COOKBOOK

茉莉花炒蛋

材料

茉莉花··············100 克

鸡蛋··················3 个

红椒··················10 克

蒜末··················10 克

盐····················3 克

食用油················适量

做法

1. 茉莉花去除杂质，放入开水锅中煮半分钟，捞出，沥干水分；鸡蛋打入碗内，打散；红椒切小块。

2. 热锅注油，倒入鸡蛋液炒熟，盛入盘中待用。

3. 锅底留油，倒入蒜末、红椒块爆香，倒入茉莉花炒散，再倒入鸡蛋炒匀，加盐，迅速翻炒入味。

4. 关火后，将炒好的菜肴盛入盘中即可。

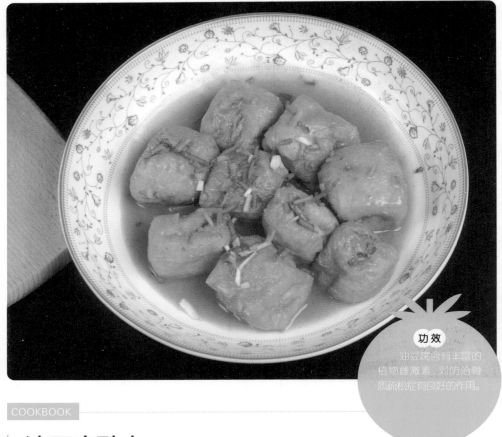

功效

油豆腐含有丰富的植物雌激素，对防治骨质疏松症有良好的作用。

COOKBOOK

油豆腐酿肉

材料

油豆腐……………500 克

五花肉……………250 克

葱花………………10 克

姜末………………10 克

料酒………………5 毫升

酱油………………5 毫升

玉米淀粉……………5 克

水淀粉………………少许

盐…………………3 克

清水………………适量

做法

1. 油豆腐挤干水分，选择其中一面挖开外皮，形成凹洞。

2. 五花肉洗净，剁成肉末，放入葱花、姜末、料酒、酱油、盐、玉米淀粉、清水，调匀搅成肉馅，放入油豆腐内，抹平。

3. 装好馅的油豆腐摆入盘中，放入蒸笼，蒸 15 ~ 20 分钟，出锅。

4. 汤汁倒入锅中，加水淀粉勾芡，淋在油豆腐上，再撒上葱花即可。

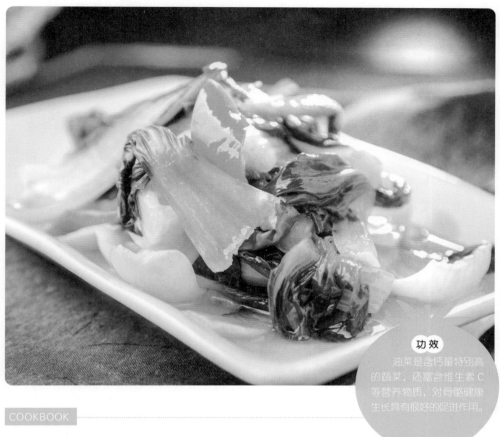

COOKBOOK

清炒小油菜

材料

小油菜·················200 克

红甜椒···················20 克

姜片·························少许

盐·····························2 克

蚝油··························3 克

食用油·······················适量

做法

1. 小油菜掰开；红甜椒切片。

2. 锅中加水，大火烧开，倒入小油菜，煮至断生，将食材捞出，沥水待用。

3. 用油起锅，倒入姜片、红甜椒爆香，放入蚝油，再放入小油菜，加入盐，翻炒片刻至入味。

4. 炒好的菜肴装入盘中即可。

增强体质，全面补充营养

儿童的生长发育受遗传、营养、睡眠、运动等多方面因素影响，其中营养是非常重要的后天影响因素，如果儿童营养没有跟上，最直接的表现就是身高、体重不够。建议家长一定要定期给儿童做营养监测与评估，如果发现儿童身高、体重发育滞后，应在医生指导下调整儿童的饮食结构。

青少年时期是一个人体格和智力发育的关键时期，也是一个人行为和生活方式形成的重要时期，青少年在青春期生长速度加快，对各种营养素的需求增加，应给予充分关注。充足的营养摄入可以保证其体格和智力的正常发育，为成年时期乃至一生的健康奠定良好的基础。

足量食物、平衡膳食、规律就餐，是青少年获得全面营养、健康成长、构建良好饮食行为的保障。

①家长要有意识地培养儿童规律就餐，自主进食，养成不挑食的饮食习惯，鼓励儿童每天喝奶，多喝水，避免饮用含糖饮料。

②为儿童提供足量食物，平衡膳食。食用蛋白质含量丰富的食物，如瘦肉、动物肝脏、鱼肉、虾、奶、蛋、大豆及豆制品等；保证充足的碳水化合物，这类食物包括五谷和玉米等杂粮；保证适量的脂肪摄入，如豆油、菜油、花生油和橄榄油；保证摄取适量的矿物质，如钙、铁、锌、铜、锰、镁等，其中钙和铁非常重要，食物中含钙多的是牛奶、蛋黄、大豆；补充维生素，多吃蔬菜和水果。注意，蔬菜一定要食用新鲜的，干菜、腌菜和煮得过烂的蔬菜，维生素大多已被破坏，最好不食用。

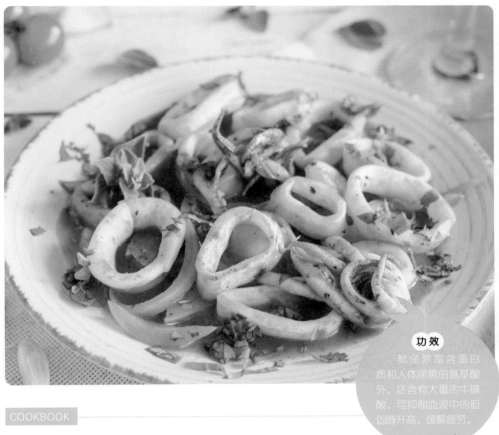

功效

鱿鱼除富含蛋白质和人体所需的氨基酸外，还含有大量的牛磺酸，可抑制血液中的胆固醇升高，缓解疲劳。

番茄汁鱿鱼

材料

鱿鱼 ·················· 250 克

番茄 ·················· 150 克

圆葱 ·················· 100 克

香菜 ·················· 适量

番茄汁 ·················· 适量

盐 ·················· 适量

白糖 ·················· 适量

食用油 ·················· 适量

做法

1. 鱿鱼切成圆圈；番茄剁碎；圆葱切丝。

2. 鱿鱼圈在开水中过水，放入凉水中浸泡片刻，捞出。

3. 热锅放油烧热，倒入番茄碎和圆葱丝，加入盐、白糖翻炒，直至出汁。

4. 倒入鱿鱼圈翻炒，加番茄汁炒匀，盛出后撒上香菜，盛入盘中即可。

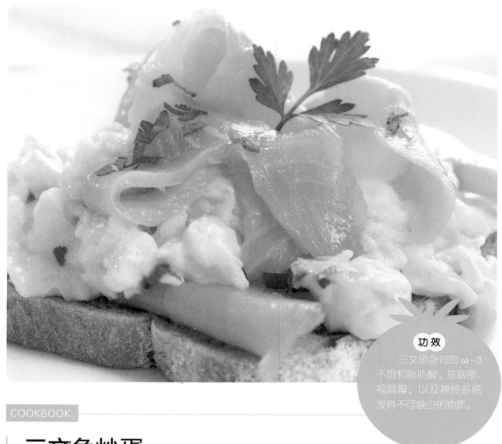

功效

三文鱼含有的 ω−3
不饱和脂肪酸，是脑部、
视网膜，以及神经系统
发育不可缺少的物质。

三文鱼炒蛋

材料

三文鱼·················150 克

鸡蛋··························2 个

葱花··························少许

香菜末·····················少许

盐·····························3 克

料酒·······················5 毫升

生抽·······················4 毫升

芝麻油·····················适量

食用油·····················适量

做法

1. 三文鱼切片，装入碗中，放入料酒、盐、芝麻油拌匀，腌渍 10 分钟。

2. 鸡蛋打入碗中，放入少许盐，用筷子打散。

3. 用油起锅，倒入蛋液，翻炒至蛋液凝固，倒入三文鱼，快速翻炒，淋料酒、生抽炒匀调味。

4. 加入葱花、香菜末翻炒，关火后盛出装盘即可。

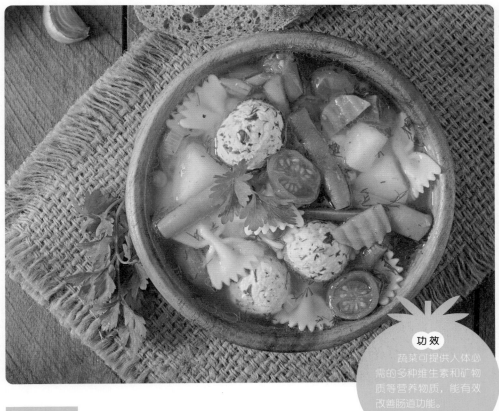

COOKBOOK

鱼丸蔬菜面

材料

蝴蝶面·····················40 克

鱼丸·····················150 克

圣女果·····················85 克

胡萝卜·····················50 克

白萝卜·····················50 克

四季豆·····················50 克

盐·····························2 克

胡椒粉·····················适量

香菜末·····················适量

做法

1. 胡萝卜切片；白萝卜切块；四季豆切段；圣女果切片。
2. 锅中放入清水烧开，倒入蝴蝶面煮熟，捞出装碗。
3. 开水锅中放入鱼丸、胡萝卜片、白萝卜块、圣女果片、四季豆段，搅拌均匀，烧开后用大火煮约 10 分钟至熟。
4. 加入盐、胡椒粉，搅匀调味。
5. 煮好的食材盛入装有面的碗中，撒上香菜末即可。

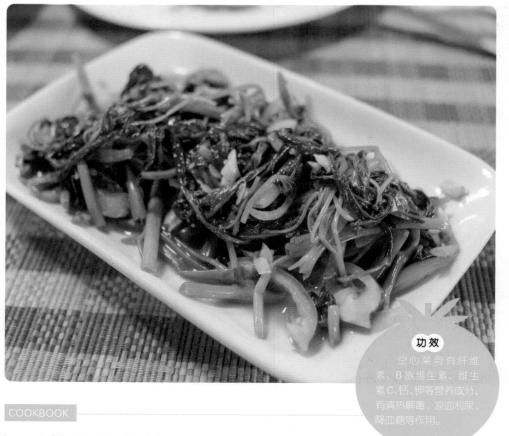

功效

空心菜含有纤维素、B族维生素、维生素C、钙、钾等营养成分，有清热解毒、凉血利尿、降血糖等作用。

番茄炒空心菜

材料

空心菜·············100克
番茄·················70克
蒜末·················少许
盐·····················2克
白糖·················3克
水淀粉················适量
食用油················适量

做法

1. 空心菜切段；番茄切片。

2. 锅中放入适量清水烧开，放入空心菜段煮至断生，捞出焯好的空心菜，沥干水分。

3. 用油起锅，倒入蒜末爆香，再倒入番茄片、空心菜段翻炒均匀。

4. 转小火，加入盐、白糖调味，最后用水淀粉勾芡即可。

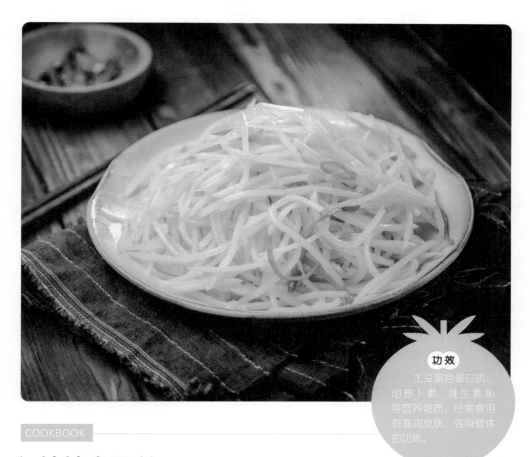

炝炒土豆丝

功效

土豆富含蛋白质、胡萝卜素、维生素 B_1 等营养物质，经常食用有滋润皮肤、强身健体的功效。

材料

土豆	120克
青椒	30克
红椒	30克
葱末	少许
蒜末	少许
盐	3克
水淀粉	适量
食用油	适量

做法

1. 土豆去皮，切细丝；青椒、红椒去籽，切丝。

2. 锅中加入清水烧开，放入盐、土豆丝，煮约半分钟至断生，捞出，沥干水分。

3. 用油起锅，加入蒜末、葱末爆香，倒入青椒丝、红椒丝、土豆丝，炒至全部食材熟透。

4. 放入盐、水淀粉，炒匀，盛出菜肴，装入盘中即可。

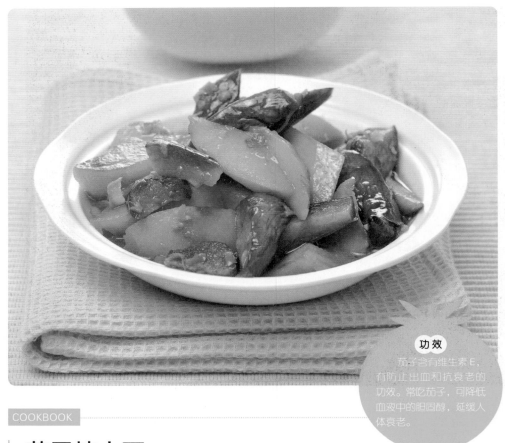

COOKBOOK

茄子炖土豆

材料

土豆 ······················200 克

茄子 ······················150 克

蒜末 ······················少许

盐 ·························3 克

生抽 ······················6 毫升

水淀粉·····················适量

食用油·····················适量

做法

1. 茄子切滚刀块；土豆去皮，切滚刀块。

2. 热锅放油，烧至五成热，倒入茄子块，炸约半分钟，至其色泽微黄，捞出炸好的茄子块，沥干油，待用。

3. 锅底留油，放入蒜末，用大火爆香，倒入土豆块炒熟，再放入炸好的茄子块，快速炒匀。

4. 加入盐，淋入生抽，翻炒至食材熟软，再倒入水淀粉，用大火翻炒均匀即可。

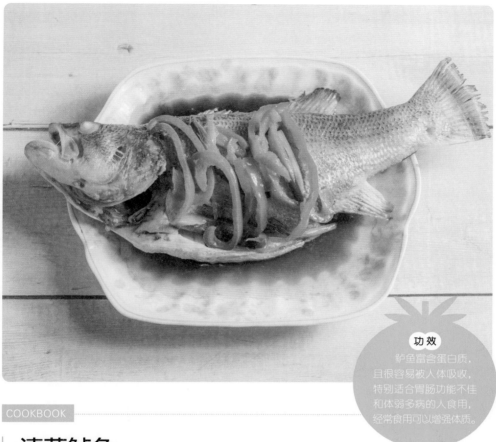

COOKBOOK

清蒸鲈鱼

材料

鲈鱼 ······················500 克
姜丝 ·························少许
葱丝 ·························少许
彩椒丝 ·····················少许
盐 ····························2 克
胡椒粉 ·····················少许
蒸鱼豉油 ·················少许
料酒 ·······················8 毫升
食用油 ·····················适量

做法

1. 处理好的鲈鱼两面切花刀，把姜丝、葱丝塞入鱼肚，放入盘中，放入盐、胡椒粉，淋上料酒，在鱼的表面涂抹均匀，腌渍 10 分钟。

2. 把腌好的鲈鱼放在干净的盘子上，再放入烧开的蒸锅中，盖上盖，用大火蒸 10 分钟。

3. 掀开盖，把蒸好的鲈鱼取出。

4. 撒上彩椒丝，浇上少许热油，最后淋上蒸鱼豉油即可。

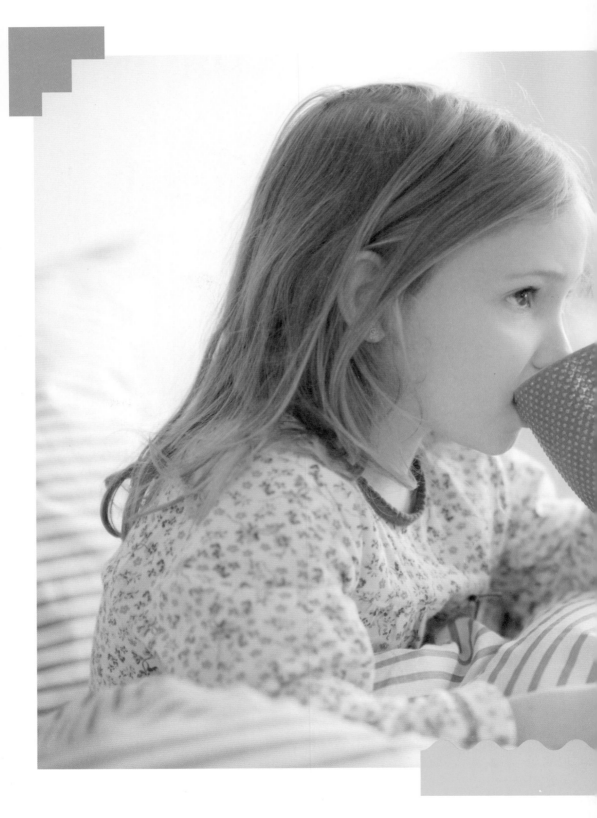

PART

5

在现实生活中，有一些疾病会影响儿童的发育，直接导致儿童身材矮小，所以当儿童患上这些疾病时，家长一定要警惕，要积极为儿童展开治疗，努力降低其影响。

影响儿童长高的疾病有哪些

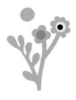

小于 胎龄儿

小于胎龄儿（small for gestational age infant, SGA），又叫宫内发育迟缓，俗称"小样儿"，指出生时体重和（或）身长低于同龄胎儿第 10 个百分位的新生儿（即出生体重 <2.5kg，出生身长 <48cm）。SGA 是导致儿童成年后，患身材矮小、智力障碍、性发育迟缓等疾病的原因之一。大部分 SGA 在 2 ~ 4 岁时能赶上正常儿童的发育水平，但也有少部分（10% ~ 15%）SGA 仍生长缓慢，在第 3 个百分位以下。

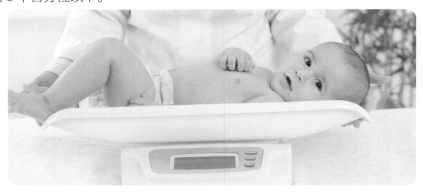

小于胎龄儿的发生有哪些原因

引起 SGA 的原因有很多，有母亲因素、胎儿因素、胎盘和脐带因素等。

1. 母亲因素

母亲身材矮小、高龄初产、吸烟、生活在高海拔地区或患有各种急、慢性疾病，如慢性肾病、心脏病、糖尿病、原发性高血压、妊娠期高血压疾病等。

2. 胎儿因素

多胎妊娠、先天性遗传代谢异常、先天性感染等。

3.胎盘和脐带因素

各种原因引起的胎盘功能障碍，如单脐动脉、脐带附着部位异常等。

小于胎龄儿并不少见。在这些生长障碍的儿童中，约有半数在成年时，身高会低于正常人群平均身高2个标准差，即身材矮小。因此SGA患儿应该从婴儿期就做好保健工作，定期进行体检，查看身高是否正常。

小于胎龄儿怎样干预和治疗

SGA患儿在不同年龄段并发症不同，监测指标不同，治疗也就不同。新生儿期SGA患儿呼吸窘迫发生率高，应做好抢救准备。由于宫内营养缺乏，SGA患儿肝糖原储存减少，胰岛素水平升高，出生后易发生低血糖，宜尽早治疗。宫内营养缺乏会对脑组织发育存在一定影响，SGA新生儿出生后需进行早期器质评估，便于尽早发现问题，进行针对性的早期干预。

出生后2～3年，多数SGA患儿开始生长追赶。如果SGA患儿追赶速度过快，会导致胰岛素抵抗（IR）、肥胖及2型糖尿病（T2DM）、心血管疾病并发症等患病率增加。理论上，健康的饮食结构有利于降低SGA患儿因追赶期的身高及体质量追赶过速而引发的并发症风险。同时，要监测患儿生长发育情况，还要监测血糖、胰岛素水平，计算IR指数，以及早进行必要的干预治疗。获得良好自然追赶的患儿，要监测血压、空腹血糖、胰岛素等指标，预防心血管疾病、代谢性疾病；未达到满意追赶的患儿，要进行生长激素治疗。

研究证明，青春期前的儿童越早接受生长激素治疗，效果越显著。治疗时机很重要，SGA患儿如果在3周岁时生长仍然滞后，就应该考虑使用生长激素治疗。在生长激素治疗过程中要随时观察儿童的生长发育状况，监测血清胰岛素样生长因子−1、空腹血糖、胰岛素和血压。建议生长激素治疗在三甲级以上医疗单位开展，以便更好地监测身体状况和判断预后。

营养性佝偻病

营养性佝偻病是指由于儿童维生素 D 缺乏和（或）钙摄入量过低，导致生长板软骨细胞分化异常、生长板和类骨质矿化障碍的一种疾病。该病通常起病于婴幼儿时期，高危人群为 24 个月以内儿童，尤其是 3～18 个月的婴幼儿，可通过摄入维生素 D 进行预防。产生佝偻病的原因较多，例如围生期孕妇缺乏维生素 D、钙等；户外活动少，维生素 D 合成不足，引起维生素 D 缺乏；还可见于某些病理情况，如肾病、慢性肝病等。佝偻病的主要临床表现是骨骼畸形，例如鸡胸、"O"形腿、"X"形腿、方颅等，应及时治疗。

维生素 D 缺乏性佝偻病的防治

维生素 D 缺乏性佝偻病，又叫骨软化症，为缺乏维生素 D 引起体内钙、磷代谢异常，以致钙盐不能正常沉着在骨骼的生长部分，最终发生骨骼畸形，是以维生素 D 缺乏导致钙、磷代谢紊乱和临床以骨骼的钙化障碍为主要特征的疾病。维生素 D 是维持生命所必需的营养素，它是钙代谢最重要的生物调节因子之一。维生素 D 不足导致的佝偻病是一种慢性营养缺乏病，发病缓慢，影响生长发育，多发生于 3 个月至 2 岁的小儿。

维生素 D 缺乏性佝偻病的预防和治疗均需要补充维生素 D 并辅以钙剂，防止骨骼畸形。

①坚持母乳喂养，及时添加含维生素 D 较多的食物（动物肝脏、蛋黄等）。家长要带婴儿尽早进行户外活动，最好每天 1～2 小时，尽量暴露婴儿身体部位，如头面部、手、足等，但不主张日光浴及人工紫外线疗法，以防婴儿皮肤损伤，特别是 6 个月以下婴儿。

②补充维生素 D。每天口服维生素 D 进行治疗，治疗 1 个月后复查，复查没有问题的患儿改服预防量；有问题的患儿遵医嘱继续进行治疗。若儿童不能坚持

口服或出现腹泻，可肌注维生素 D，一般注射一次即可，1 个月后改预防量口服。肌注前先口服钙剂 4 ～ 5 天，以免发生医源性低钙惊厥。

③补充钙剂。维生素 D 治疗期间应同时服用钙剂。

④矫形疗法。采取主动运动和被动运动，矫正骨骼畸形。轻度骨骼畸形在治疗后或在生长过程中自行矫正，应帮助儿童加强体格锻炼，可做些主动或被动运动进行矫正，例如做俯卧撑或扩胸动作使胸部扩张，纠正轻度鸡胸及肋外翻。严重骨骼畸形者应进行外科手术矫正，4 岁后可考虑手术矫形。

维生素 D 依赖性佝偻病的防治措施

维生素 D 依赖性佝偻病（VDDR）为常染色体隐性遗传，临床特征与典型维生素 D 缺乏症相类似，故亦称之为"假性维生素 D 缺乏性佝偻病"。患儿通常在出生后 12 周即出现症状，2 岁以前出现佝偻病。本病有搐搦、严重肌无力等症状。患儿多在 1 周岁左右开始出现骨病变，"O"形腿常为可以引起注意的最早症状，但病症较轻者多被忽视，身高多为正常，也有患儿身材矮小。病情严重的儿童在 6 岁左右可出现典型的佝偻病，表现为严重骨骼畸形、侏儒症、剧烈骨痛，有些患儿可因骨骼疼痛不能行走，更严重的患儿可发生骨折与生长发育停滞，并常出现于骨病前，早期出现牙齿病变，如牙折断、磨损、脱落、釉质过少等。

本病是一种遗传性疾病，目前还无法治愈，对其发病无特效预防办法，但有效、规范地治疗能够消除或缓解症状，维持正常的生活质量。目前主要的治疗方式为用药物对症治疗。

①补充维生素 D 及其代谢物，如服用维生素 D_2，或肌注维生素 D_2 及维生素 D_3。治疗期间医生应根据病人的血钙、磷、尿钙及骨 X 线等情况调节剂量，防止发生高钙血症。

②本病使用骨化三醇（活性维生素 D_3）来治疗，疗效显著，为首选疗法，并需终身用药。Ⅱ型维生素 D 依赖性佝偻病由于存在 $1,25(OH)_2D_3$ 受体亲和力下降的问题，常需大剂量进行治疗，个别患者呈明显反应。

③补充钙剂。用维生素 D_2 治疗的同时须口服钙剂，但要注意高钙血症的发生。

甲状腺 功能减退症

儿童甲状腺功能减退症是临床上比较常见的一种儿科疾病，此病症的出现通常和甲状腺激素合成障碍，以及甲状腺激素转运缺陷等因素有关。在患病之后，患者会出现一系列的不良症状，如未能及早给予充分地治疗，可导致儿童生长发育障碍和身材矮小。患儿会出现身高偏低、便秘、哭声嘶哑、嗜睡、吞咽困难、腹胀、体温不升等症状。另外，患儿还会有皮肤粗糙、发际线低、毛发枯黄、头大、脖子短、四肢粗短、记忆力下降、听力下降、注意力不集中、反应迟钝等表现。随着病情的不断发展，疾病症状会逐渐加重，甚至还会出现智力低下、顽固性低血糖、心包积液等症。

甲状腺功能减退症有哪些类型

○ 先天性甲状腺功能减退症

先天性甲状腺功能减退症 (congenital hypothyroidism，简称先天性甲减)，是因甲状腺激素产生不足或其受体缺陷所致的先天性疾病，如果出生后未及时治疗，先天性甲减将导致生长迟缓和智力低下。先天性甲减是引起儿童智力发育及体格发育落后的常见小儿内分泌疾病之一，也是可预防、可治疗的疾病。因先天性甲减患儿在新生儿期可无特异性临床症状或者症状轻微，所以对新生儿进行群体筛查是早期发现先天性甲减的主要方法。新生儿先天性甲减筛查方法为：足月新生儿出生 72h 后，7d 之内，充分哺乳，并足跟采血，滴于专用滤纸片上测定促甲状腺激素（TSH）值。该方法只能检出原发性甲减和高 TSH 血症，无法检出中枢性甲减及 TSH 延迟升高的患儿。

○ 获得性甲状腺功能减退症

获得性甲状腺功能减退症通常发生在 6 岁以后或青春期。这种情况很常见，每 1250 名儿童中就有 1 名被诊断出获得性甲状腺功能减退症。甲状腺产生的激素在儿童时期发挥着几种基本功能，包括维持正常生长和骨骼发育，以及调节新陈代谢。儿童和青少年患获得性甲状腺功能减退症的最常见原因是由一种叫桥本氏甲状腺炎的自身免疫性疾病造成的。

需要做哪些检查

○ 甲状腺功能检查

显示血清总甲状腺素（TT4）、总三碘甲状腺原氨酸（TT3）、血清游离甲状腺激素（FT4）、血清游离三碘甲状原氨酸（FT3）不正常。

○ 血清促甲状腺激素（TSH）值

①原发性甲减症 TSH 明显升高的同时伴随着游离甲状腺素（T4）下降。亚临床型甲减症血清 TT4、TT3 值可能正常，而血清 TSH 轻度升高，血清 TSH 水平在甲状腺释放激素（TRH）兴奋剂试验后，反应比正常人高。

②垂体性甲减症血清 TSH 水平低于正常或高于正常，对 TRH 兴奋试验无反应。应用 TSH 后，血清 TT4 水平升高。

③下丘脑性甲减症血清 TSH 水平低或正常，对 TRH 兴奋试验反应良好。

④周围性甲减（甲状腺激素抵抗综合征）中枢性抵抗者 TSH 升高，周围组织抵抗者 TSH 低下，全身抵抗者 TSH 有不同表现。

○ X 射线检查

新生儿膝关节正位片显示股骨远端骨化中心出现延迟，提示可能存在甲低。幼儿和儿童手腕部摄片可显示骨成熟明显延迟。

○ 甲状腺 B 超

可评估甲状腺发育情况，但对异位甲状腺判断不如放射性核素显像敏感，甲状腺肿大常提示甲状腺激素合成障碍或缺碘。

小儿青春期发育迟缓

青春期发育落后于正常人群平均年龄 2 ~ 2.5 个标准差称小儿青春期发育迟缓（CDP），通常指女孩 14 岁以后仍未出现乳房发育，男孩 15 岁以后仍无睾丸体积明显增大迹象（睾丸容积 < 4ml）和 / 或无第二性征发育的征兆。此外，即便青春期启动正常，若其进程受阻，即女孩超过 18 岁或青春期启动 5 年后仍无月经初潮；男性青春期启动 5 年后仍未完成第二性征的发育也被认为是小儿青春期发育迟缓。

正常青春期发育的启动受到大脑皮层、下丘脑 – 垂体 – 性腺轴、众多神经递质和细胞因子等诸多因素的精细调控。青春期前，下丘脑 – 垂体 – 性腺轴受大脑皮层抑制作用，处于相对静息状态。随着生长发育，机体内能量积累，脂肪组织逐渐增多，脂肪细胞所分泌的瘦素达到一定浓度，大脑皮层对下丘脑 – 垂体 – 性腺轴的抑制作用逐渐解除，垂体分泌卵泡刺激素和黄体生成素频率逐渐增多，且幅度增大，以上环节中的任何缺陷，都可能导致暂时性青春期发育迟缓或永久性性腺功能减退症。除影响下丘脑 GnRH 神经元、垂体发育，以及外周代谢的激素外，环境因素、昼夜变化、营养、精神心理因素等均会影响青春期启动。

小儿青春期发育迟缓的诊断方法

小儿青春期发育迟缓需结合以下几方面进行诊断与鉴别。

①详细询问病史及家族史：有无慢性疾病史；有无双侧隐睾、出生时小阴茎、嗅觉减退症状；营养状态和社会心理状况；父母、兄弟姐妹生长和发育情况。

②体格检查：记录身高、体重情况，描绘生长曲线，年生长速率 < 3 cm 提示生长激素缺乏、高皮质醇血症、甲状腺功能减退；测量上下比例、指尖距；女性乳房发育是青春期最早的标志性体征；男性睾丸容积 > 3 ml（长径 ≥ 2.5 cm）提示青春期启动。

③骨龄片：骨龄迟缓2岁被作为区分是否为CDP的切点，但特异性差。

④内分泌激素检测：检测促性腺激素（FSH、LH）和性激素（雌二醇、睾酮）等内分泌激素水平。

⑤颅脑MRI：有助于早期发现中枢神经系统病变。条件不允许者，若考虑CDP可能性大，可推迟至15岁以后再做。

小儿青春期发育迟缓的治疗

○ 体质性青春期发育迟缓

体质性青春期发育迟缓也称自限性青春期迟缓，是青春期迟缓的最常见病因；无器质性疾病史、体征和症状，以及父母一方或双方存在。遗传对青春期启动年龄影响至关重要，50%～80%的青春期启动变异受遗传控制。诊断明确者，一般可不必治疗。强烈要求治疗者，可于12～13岁后给予短期药物治疗，一般以6个月为宜，并应避免骨龄加速，出现第二性征时即停止治疗。应用的药物有以下几种：

①人绒毛膜促性腺激素（HCG）50～100mg，每5天肌肉注射1次。②庚酸睾酮50～100mg，每月肌肉注射1次。③女孩可试用炔雌醇片每天5μg，口服。

○ 全身性慢性疾病及严重营养不良所致的青春期迟缓

全身性慢性疾病及严重营养不良所致的青春期迟缓指患有全身性的慢性疾病，如青紫性先天性心脏病、肝硬化、尿毒症、糖尿病、神经性厌食、慢性感染性疾病，以及严重的营养不良等所导致的青春期迟缓。患儿表现体格发育、生殖器官及性征的发育均明显迟缓。

如果原发疾病经过治疗，病情减轻甚至痊愈，则青春发育就会启动，体格和性征的发育加速。但是不少此类患儿其原发的严重全身慢性疾病不能完全治愈，因此即使给予治疗，效果也不会很好，成年后其体格发育、生殖器官及性征的发育水平仍较差。

○ 先天性卵巢发育不全综合征

先天性卵巢发育不全综合征(Turner 综合征)是女性最常见的性染色体畸变，指患儿染色体核型有一条完整的 X 染色体，另一条 X 染色体完全或部分缺失，或 X 染色体存在其他结构异常。患儿表现为身材矮小，典型者有颈短、蹼颈、面部多痣、发际线低、桶状胸、乳距增宽、肘外翻等症。青春期除身材矮小外，还有第二性征不发育，多数无月经。

典型的 Turner 综合征患儿临床上采用雌激素替代治疗，诱发第二性征发育，此后可建立人工周期。治疗开始后 3 ~ 6 个月生殖器和乳房开始发育，皮下脂肪沉积，体态也逐渐呈女性型，可联合使用生长激素治疗，改善其身高。

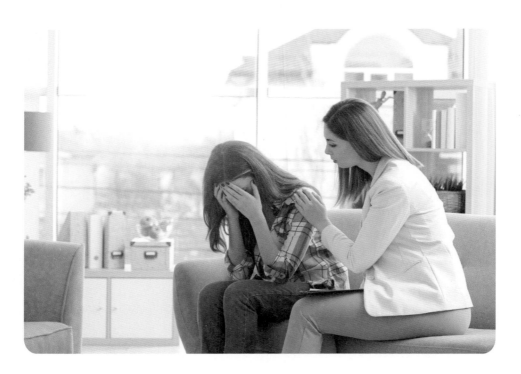

软骨发育不全

软骨发育不全也称为软骨发育不良，是一种由于基因异常改变引起的常染色体显性遗传性疾病。通常表现为四肢短小畸形、腰椎过度前突等。

治疗

软骨发育不全目前没有特效药物治疗，身材矮小和下肢畸形可以通过肢体延长及肢体矫形手术进行改善，提高患儿生活质量。生长激素对部分病例有效；腿部增长手术能使一些患者的身高增加。然而，这类手术需要一个较长的时间治疗，并且会有许多并发症。

● 软骨发育不全的患儿通常需要安放中耳导水管，可预防由于频繁的耳部感染所引起的听力丧失。

● 由于牙齿排列拥挤引起的牙科问题可能需要格外护理，可安装矫正器和拔掉多余的牙齿。

● 患儿常常在幼儿期就开始超重。因为超重可能进一步加重骨骼问题，因此应该得到营养指导以预防肥胖症。

● 易因腰椎椎管狭窄或椎间盘突出引起腰痛，甚至下肢瘫痪，需做椎板切除减压术或腰椎间盘摘除术。

● 对枕骨大孔狭窄并有脑干及脊髓受压者，应行后路枕骨大孔减压以防发生猝死。如存在颅脑的先天畸形或脑积水，也应根据病情给予相应处理，如减压或分流手术等。

● 胸腰骶支具（TLSO）对预防和治疗胸、腰椎后凸畸形的发生有一定作用。一些学者主张在小儿开始能坐时即应穿戴 TLSO 直至 2 岁，如支具治疗无效，后凸畸形加重或 5 岁时后凸超过 40°，则应行脊柱融合术。

● 腓骨相对于胫骨过度生长时，可导致下肢成角畸形及膝内翻，对症状明显或影响外观者可行胫骨截骨术。也有人采用腓骨骨骺融合术纠正下肢成角畸形，但作用尚不能肯定。

预防

因为大多数病例是由未患病的父母发生了完全不能预测的基因突变所引起的，所以预防只能依靠遗传咨询，遗传咨询可以帮助患病成人进行选择性生育。早诊断、早治疗是本病的防治关键。

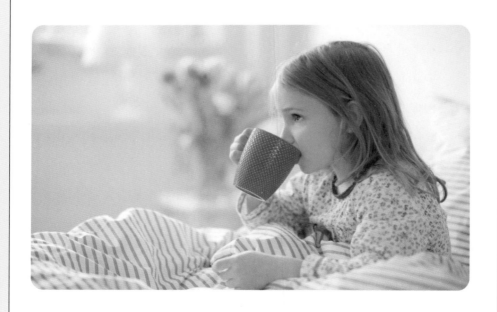

附录 1

穴位按摩，帮助儿童长高

家长给儿童进行穴位按摩，能起到增强激素分泌、提高免疫力、促进排毒，以及融洽感情等作用，多管齐下，还可帮助儿童长高。

○ 指压穴位刺激生长点

按摩相应的穴位来刺激骨骼之间的软骨部分，可以促进生长激素的分泌，促进发育。

指压足三里穴

定位：位于小腿前外侧，当犊鼻下 10 厘米，距胫骨前嵴外 1 横指处。

手法：用拇指指腹在足三里穴上按压，每次按 2 ~ 3 秒，两侧各按 20 下。

指压涌泉穴

定位：位于足底部，蜷足时足前部凹陷处，当足底第 2、3 趾趾缝纹头端与足跟连线的前 1/3 与后 2/3 交点处。

手法：用右手的拇指指腹按压涌泉穴，每次按 2 ~ 3 秒，两侧各按 20 下。

按揉三阴交穴

定位：位于内踝尖上 3 寸（4 横指），胫骨内侧缘后隙。

手法：用拇指指腹在三阴交穴上按压，每次按 2 ~ 3 秒，两侧各按 20 下。

○ 按摩穴位强健骨骼

强壮的骨骼是儿童长高的关键。掌握正确的按摩方法有助于强健骨骼，促进儿童长高。强健骨骼的穴位主要有大椎穴、委中穴，按摩脊柱也有很好的效果。按摩过程中注意手法要轻柔。

挟提大椎穴

定位：位于后正中线上，第7颈椎棘突下凹陷中。

手法：用拇指和食、中两指相对，由轻至重，挟提10~20次。

直推脊柱

定位：位于大椎穴至龟尾穴之间，成一条直线。

手法：用食指、中指指腹直推脊柱100~300次。

按揉委中穴

定位：位于腘横纹中点，当股二头肌腱与半腱肌腱的中间。

手法：用拇指指腹按揉委中穴，持续2分钟左右。

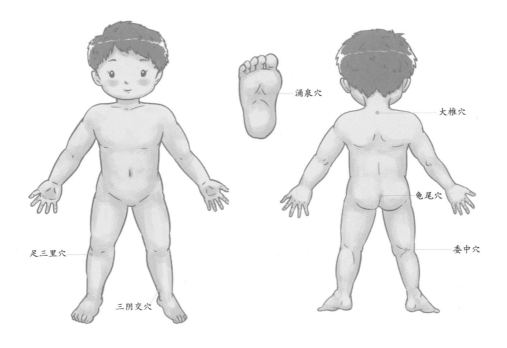

涌泉穴

大椎穴

龟尾穴

委中穴

足三里穴

三阴交穴

0 ～ 18 岁儿童青少年身高百分位数值表（男）

年龄	3rd 身高（cm）	10th 身高（cm）	25th 身高（cm）	50th 身高（cm）	75th 身高（cm）	90th 身高（cm）	97th 身高（cm）
出生	47.1	48.1	49.2	50.4	51.6	52.7	53.8
2 月	54.6	55.9	57.2	58.7	60.3	61.7	63
4 月	60.3	61.7	63.0	64.6	66.2	67.6	69
6 月	64.0	65.4	66.8	68.4	70.0	71.5	73
9 月	67.9	69.4	70.9	72.6	74.4	75.9	77.5
12 月	71.5	73.1	74.7	76.5	78.4	80.1	81.8
15 月	74.4	76.1	77.8	79.8	81.8	83.6	85.4
18 月	76.9	78.7	80.6	82.7	84.8	86.7	88.7
21 月	79.5	81.4	83.4	85.6	87.9	90.0	92.0
2 岁	82.1	84.1	86.2	88.5	90.9	93.1	95.3
2.5 岁	86.4	88.6	90.8	93.3	95.9	98.2	100.5
3 岁	89.7	91.9	94.2	96.8	99.4	101.8	104.1
3.5 岁	93.4	95.7	98.0	100.6	103.2	105.7	108.1
4 岁	96.7	99.1	101.4	104.1	106.9	109.3	111.8
4.5 岁	100.0	102.4	104.9	107.7	110.5	113.1	115.7
5 岁	103.3	105.8	108.4	111.3	114.2	116.9	119.6
5.5 岁	106.4	109.0	111.7	114.7	117.7	120.5	123.3
6 岁	109.1	111.8	114.6	117.7	120.9	123.7	126.6
6.5 岁	111.7	114.5	117.4	120.7	123.9	126.9	129.9
7 岁	114.6	117.6	120.6	124.0	127.4	130.5	133.7
7.5 岁	117.4	120.5	123.6	127.1	130.7	133.9	137.2
8 岁	119.9	123.1	126.3	130.0	133.7	137.1	140.4
8.5 岁	122.3	125.6	129.0	132.7	136.6	140.1	143.6
9 岁	124.6	128.0	131.4	135.4	139.3	142.9	146.5
9.5 岁	126.7	130.3	133.9	137.9	142.0	145.7	149.4
10 岁	128.7	132.3	136.0	140.2	144.4	148.2	152.0
10.5 岁	130.7	134.5	138.3	142.6	147.0	150.9	154.9
11 岁	132.9	136.8	140.8	145.3	149.9	154.0	158.1
11.5 岁	135.3	139.5	143.7	148.4	153.1	157.4	161.7
12 岁	138.1	142.5	147.0	151.9	157.0	161.5	166.0
12.5 岁	141.1	145.7	150.4	155.6	160.8	165.5	170.2
13 岁	145.0	149.6	154.3	159.5	164.8	169.5	174.2
13.5 岁	148.8	153.3	157.9	163.0	168.1	172.7	177.2
14 岁	152.3	156.7	161.0	165.9	170.7	175.1	179.4
14.5 岁	155.3	159.4	163.6	168.2	172.8	176.9	181.0
15 岁	157.5	161.4	165.4	169.8	174.2	178.2	182.0
15.5 岁	159.1	162.9	166.7	171.0	175.2	179.1	182.8
16 岁	159.9	163.6	167.4	171.6	175.8	179.5	183.2
16.5 岁	160.5	164.2	167.9	172.1	176.2	179.9	183.5
17 岁	160.9	164.5	168.2	172.3	176.4	180.1	183.7
18 岁	161.3	164.9	168.6	172.7	176.7	180.4	183.9

附录3

0 ~ 18 岁儿童青少年身高百分位数值表（女）

年龄	3rd 身高(cm)	10th 身高(cm)	25th 身高(cm)	50th 身高(cm)	75th 身高(cm)	90th 身高(cm)	97th 身高(cm)
出生	46.6	47.5	48.6	49.7	50.9	51.9	53.0
2 月	53.4	54.7	56.0	57.4	58.9	60.2	61.6
4 月	59.1	60.3	61.7	63.1	64.6	66.0	67.4
6 月	62.5	63.9	65.2	66.8	68.4	69.8	71.2
9 月	66.4	67.8	69.3	71.0	72.8	74.3	75.9
12 月	70.0	71.6	73.2	75.0	76.8	78.5	80.2
15 月	73.2	74.9	76.6	78.5	80.4	82.2	84.0
18 月	76.0	77.7	79.5	81.5	83.6	85.5	87.4
21 月	78.5	80.4	82.3	84.4	86.6	88.6	90.7
2 岁	80.9	82.9	84.9	87.2	89.6	91.7	93.9
2.5 岁	85.2	87.4	89.6	92.1	94.6	97.0	99.3
3 岁	88.6	90.8	93.1	95.6	98.2	100.5	102.9
3.5 岁	92.4	94.6	96.8	99.4	102.0	104.4	106.8
4 岁	95.8	98.1	100.4	103.1	105.7	108.2	110.6
4.5 岁	99.2	101.5	104.0	106.7	109.5	112.1	114.7
5 岁	102.3	104.8	107.3	110.2	113.1	115.7	118.4
5.5 岁	105.4	108.0	110.6	113.5	116.5	119.3	122.0
6 岁	108.1	110.8	113.5	116.6	119.7	122.5	125.4
6.5 岁	110.6	113.4	116.2	119.4	122.7	125.6	128.6
7 岁	113.3	116.2	119.2	122.5	125.9	129.0	132.1
7.5 岁	116.0	119.0	122.1	125.6	129.1	132.3	135.5
8 岁	118.5	121.6	124.9	128.5	132.1	135.4	138.7
8.5 岁	121.0	124.2	127.6	131.3	135.1	138.5	141.9
9 岁	123.3	126.7	130.2	134.1	138.0	141.6	145.1
9.5 岁	125.7	129.3	132.9	137.0	141.1	144.8	148.5
10 岁	128.3	132.1	135.9	140.1	144.4	148.2	152.0
10.5 岁	131.1	135.0	138.9	143.3	147.7	151.6	155.6
11 岁	134.2	138.2	142.2	146.6	151.1	155.2	159.2
11.5 岁	137.2	141.2	145.2	149.7	154.1	158.2	162.1
12 岁	140.2	144.1	148.0	152.4	156.7	160.7	164.5
12.5 岁	142.9	146.6	150.4	154.6	158.8	162.6	166.3
13 岁	145.0	148.6	152.2	156.3	160.3	164.0	167.6
13.5 岁	146.7	150.2	153.7	157.6	161.6	165.1	168.6
14 岁	147.9	151.3	154.8	158.6	162.4	165.9	169.3
14.5 岁	148.9	152.2	155.6	159.4	163.1	166.5	169.8
15 岁	149.5	152.8	156.1	159.8	163.5	166.8	170.1
15.5 岁	149.9	153.1	156.5	160.1	163.8	167.1	170.3
16 岁	149.8	153.1	156.4	160.1	163.8	167.1	170.3
16.5 岁	149.9	153.2	156.5	160.2	163.8	167.1	170.4
17 岁	150.1	153.4	156.7	160.3	164.0	167.3	170.5
18 岁	150.4	153.7	157.0	160.6	164.2	167.5	170.7

附录 4

0 ~ 18 岁儿童青少年膳食能量需要量、宏量营养素可接受范围和蛋白质参考摄入量

人群	能量需要量（kcal · d⁻¹）		总碳水化合物（%E）	总脂肪（%E）	蛋白质（g/d⁻¹）	
	男	女			男	女
0 ~ 6 个月	90kcal/（kg · d）	90kcal/（kg · d）	—	48（AI）	9（AI）	9（AI）
7 ~ 12 个月	80kcal/（kg · d）	80kcal/（kg · d）	—	40（AI）	20	20
1 岁	900	800	50 ~ 65	35（AI）	25	25
2 岁	1100	1000	50 ~ 65	35（AI）	25	25
3 岁	1250	1200	50 ~ 65	35（AI）	30	30
4 岁	1300	1250	50 ~ 65	20 ~ 30	30	30
5 岁	1400	1300	50 ~ 65	20 ~ 30	30	30
6 岁	1400	1250	50 ~ 65	20 ~ 30	35	35
7 岁	1500	1350	50 ~ 65	20 ~ 30	40	40
8 岁	1650	1450	50 ~ 65	20 ~ 30	40	40
9 岁	1750	1550	50 ~ 65	20 ~ 30	45	45
10 岁	1800	1650	50 ~ 65	20 ~ 30	50	50
11 ~ 13 岁	2050	1800	50 ~ 65	20 ~ 30	60	55
14 ~ 17 岁	2500	2000	50 ~ 65	20 ~ 30	75	60
18 岁	2250	1800	50 ~ 65	20 ~ 30	65	55

注：①6岁以上是轻身体活动水平；②未制定参考值者用"—"表示；③%E 为占能量的百分比；④ AI 为适宜摄入量

附录5

0 ~ 18岁儿童青少年膳食矿物质推荐摄入量

人群	钙 (mg·d⁻¹)	磷 (mg·d⁻¹)	镁 (mg·d⁻¹)	铁 (mg·d⁻¹)	碘 (μg·d⁻¹)	锌 (mg·d⁻¹)	硒 (μg·d⁻¹)	铜 (mg·d⁻¹)
0岁~	200（AI）	100（AI）	20（AI）	0.3（AI）	85（AI）	2.0（AI）	15（AI）	0.3（AI）
0.5岁~	250（AI）	180（AI）	65（AI）	10	115（AI）	3.5	20（AI）	0.3（AI）
1岁~	600	300	140	9	90	4.0	25	0.3
4岁~	800	350	160	10	90	5.5	30	0.4
7岁~	1000	470	220	13	90	7.0	40	0.5
11岁~	1200	640	300	15（男）18（女）	110	10（男）9.0（女）	55	0.7
14岁~	1000	710	320	16（男）18（女）	120	11.5（男）8.5（女）	60	0.8
18岁~	800	720	330	12（男）20（女）	120	12.5（男）7.5（女）	60	0.8

注：AI 为适宜摄入量

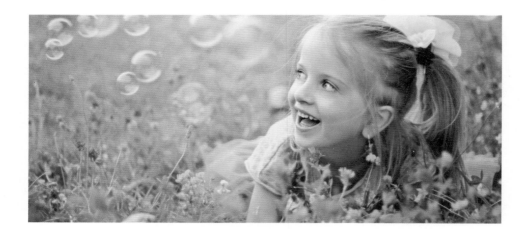